Aimer sans mode d'emploi

Suivre les chemins de son désir

Groupe Eyrolles
61, bd Saint-Germain
75240 Paris Cedex 05

www.editions-eyrolles.com

Cet ouvrage, initialement paru sous le titre *Inventer son couple*, a fait l'objet d'un reconditionnement à l'occasion de son deuxième tirage.
Le texte reste inchangé par rapport au tirage précédent.

ISBN : 978-2-212-55955-2

Sophie Cadalen

Aimer sans mode d'emploi

Suivre les chemins de son désir

Deuxième tirage 2014

EYROLLES

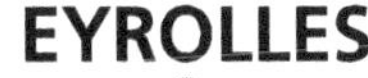

Également dans la collection « Comprendre et agir » :

Juliette Allais,
– *Décrypter ses rêves*
– *La Psychogénéalogie*
– *Au cœur des secrets de famille*
– *Amour et sens de nos rencontres*

Juliette Allais, Didier Goutman, *Trouver sa place au travail*

Dr Martin M. Antony, Dr Richard P. Swinson,
Timide ? Ne laissez plus la peur des autres vous gâcher la vie

Lisbeth von Benedek,
– *La Crise du milieu de vie*
– *Frères et sœurs pour la vie*

Valérie Bergère, *Moi ? Susceptible ? Jamais !*

Marcel Bernier, Marie-Hélène Simard, *La Rupture amoureuse*

Gérard Bonnet, *La Tyrannie du paraître*

Jean-Charles Bouchoux, *Les Pervers narcissiques*

Christophe Carré, *La Manipulation au quotidien*

Marie-Joseph Chalvin, *L'Estime de soi*

Cécile Chavel, *Le pouvoir d'être soi*

Claire-Lucie Cziffra, *Les Relations perverses*

Michèle Declerck, *Le Malade malgré lui*

Flore Delapalme, *Le sentiment de vide intérieur*

Ann Demarais, Valérie White, *C'est la première impression qui compte*

Brigitte Allain Dupré, *Guérir de sa mère*

Sandrine Dury, *Filles de nos mères, mères de nos filles…*

Jean-Michel Fourcade, *Les Personnalités limites*

Laurie Hawkes,
– *La Peur de l'Autre*
– *La Force des introvertis*

Steven C. Hayes et Spencer Smith, *Penser moins pour être heureux*

Jacques Hillion, Ifan Elix, *Passer à l'action*

Mary C. Lamia et Marilyn J. Krieger, *Le Syndrome du sauveur*

Lubomir Lamy,

– *L'Amour ne doit rien au hasard*

– *Pourquoi les hommes ne comprennent rien aux femmes…*

Virginie Megglé,

– *Couper le cordon*

– *Face à l'anorexie*

– *Entre mère et fils*

Jean-Claude Maes, *D'amour en esclavage*

Christian du Mottay, *Je ne veux plus faire semblant*

Bénédicte Nadaud, Karine Zagaroli, *Surmonter ses complexes*

Ron et Pat Potter-Efron, *Que dit votre colère ?*

Patrick-Ange Raoult, *Guérir de ses blessures adolescentes*

Daniel Ravon, *Apprivoiser ses émotions*

Thierry Rousseau, *Communiquer avec un proche Alzheimer*

Alain Samson,

– *La Chance tu provoqueras*

– *Développer sa résilience*

Dans la collection « Les chemins de l'inconscient », dirigée par Saverio Tomasella :

Véronique Berger, *Les Dépendances affectives*

Christine Hardy, Laurence Schifrine, Saverio Tomasella, *Habiter son corps*

Martine Mingant, *Vivre pleinement l'instant*

Gilles Pho, Saverio Tomasella, *Vivre en relation*

Catherine Podguszer, Saverio Tomasella, *Personne n'est parfait !*

Saverio Tomasella,

– *Oser s'aimer*

– *Le Sentiment d'abandon*
– *Les Amours impossibles*
– *Hypersensibles*

Saverio Tomasella et Barbara Ann Hubert, *L'Emprise affective*

Dans la collection « Communication consciente », dirigée par Christophe Carré :

Christophe Carré,
– *Obtenir sans punir*
– *L'Automanipulation*
– *Manuel de manipulation à l'usage des gentils*
– *Agir pour ne plus subir*

Florent Fusier, *L'Art de maîtriser sa vie*

Hervé Magnin, *Face aux gens de mauvaise foi*

Emmanuel Portanéry, Nathalie Dedebant, Jean-Louis Muller, Catherine Tournier, *Transformez votre colère en énergie positive !*

Pierre Raynaud, *Arrêter de se faire des films*

Dans la collection « Histoires de divan » :

Karine Danan, *Je ne sais pas dire non*

Laurie Hawkes, *Une danse borderline*

Dans la collection « Les chemins spirituels » :

Alain Héril, *Le Sourire intérieur*

Lorne Ladner, *Pratique du bouddhisme tibétain*

Table des matières

Préface 1

Chapitre 1 – Qu'est-ce qui motive notre quête ? 7
La fameuse « moitié » : un fantasme impossible 8
L'aventure d'aimer 12

Chapitre 2 – Ce qui incite et freine la rencontre 19
Qu'a-t-il pensé de moi ? 23
Que montrer de moi ? Une question inutile 27
Comment aborder la rencontre ? 33
À chaque rencontre, on est un nouveau-né de l'amour 39

Chapitre 3 – Le choix 43
Les mystères de l'attirance 44
Les impasses du choix : la dictature d'un signifiant 47
Le « bon » choix : la « bonne » personne ? 51
Besoin, demande, désir : ne pas confondre ! 56
Comment construire une « bonne relation » ? 64

Chapitre 4 – L'amour... toujours ? 69
Un rêve de permanence 69
La réalité : le contraire de cet « idéal » 75
Le « nouage » d'un couple 78
Deux sexes, trois définitions 85

Chapitre 5 – Le miroir des autres, de l'autre 91
Les autres, du côté du conscient 92
Le grand Autre, dans l'inconscient 98
Une structure à trois instances 105
Quand le grand Autre se mêle de l'autre et moi 113
Ne pas faire de l'autre un miroir 118

Chapitre 6 – Les liens du couple 129
Le couple aliénant 129
Liens symboliques, imaginaires et inconscients 131
Le nœud tragique : *Bérénice* 137
Le mariage, un lien « sacré » ? 144

Chapitre 7 – L'échec 151
Qu'est-ce que l'échec ? 151
L'échec : un symptôme pour ne pas « bouger » 155
La psychanalyse face à l'échec amoureux 162
Le couple face à l'échec : les symptômes du quotidien 167
Refuser le désir : une autre source de l'échec 177

Chapitre 8 – Fantasme et sexualité 183
Le fantasme conscient : pas grave... et même très bien ! 183
Le fantasme inconscient : les routes de l'impossible 185
Faut-il ou non vivre son fantasme conscient ? 188

Les fantasmes, l'autre et moi 192
L'autre et moi : une sexualité sans contrainte 202

Chapitre 9 – Et la liberté, dans tout ça ? 211
La liberté dans le nœud borroméen 212
La liberté dans l'inconscient 214
La liberté entre l'autre et moi 218
À chacun « sa » liberté 223
La liberté n'est pas extérieure au couple 229
L'infidélité : quelques a priori à gommer 232
La fidélité n'a pas d'œillères 237
L'infidélité dans la fidélité 241
L'amour hors les murs 245

Chapitre 10 – La vie « incidente » : le travail, la famille 249
Le travail 249
La famille 261
Quand le cercle de famille s'agrandit 266

Chapitre 11 – L'amour, sans mode d'emploi 271
Les épreuves de la vie 280
Le courage de s'impliquer 286
L'autre et moi, une histoire en devenir 291

Conclusion 295

Préface

Qu'il soit compagnon, complice, ennemi, amant, confident ou fantasme, l'autre est un mystère. Nous nous heurtons à lui à tous les coins et carrefours de notre vie. L'autre est notre collègue de travail, notre parent, notre voisin, notre enfant, notre épicier, notre ami…

Mais il est un autre auquel toujours nous pensons, quel que soit notre âge, un autre que nous cherchons, que nous craignons en même temps que nous l'espérons : l'autre que nous aimerons, l'autre que déjà nous aimons.

Car l'amour est notre grande histoire à tous. Qu'il soit partagé ou manqué, qu'il soit idéalisé ou vécu, l'amour, de la naissance à la mort, nous poursuit et nous entraîne.

L'amour est le lieu de nos attentes, de nos ambitions les plus hautes, de nos objectifs les plus précis. Ses bonheurs et ses aléas, d'eux-mêmes, racontent une vie. Et les réussites les plus spectaculaires, qu'elles soient sociales ou financières, ne pèseront pas lourd si je n'ai pas aimé. Si l'autre et moi ne nous sommes pas rencontrés.

Car quels qu'en soient les parcours, les succès, les tourments professionnels, quels qu'en soient les chances et les drames, le bilan d'une existence tient en ces questions : ai-je aimé, ai-je été aimé(e), ai-je connu l'amour ?

Mais avant tout, qu'est-ce que l'amour ? Comment l'expliquer ? Comment le définir ? Difficile, car c'est plutôt lui qui nous définit. Malgré les généralités du sentiment et les manifestations communes à tous, l'amour révèle à chacun ce qu'il a de plus singulier. De plus opaque aussi.

L'explication de l'amour, du choix de l'être aimé, échappe à toute tentative de rationalisation objective. Pourquoi aime-t-elle cet homme ? Pourquoi le regard de cette femme le bouleverse-t-il ? Parce que ses yeux sont beaux ? Certes… mais qu'ont-ils de si particulier pour qu'il en soit ainsi chaviré ?

Plus flagrant encore : l'observation de la cause et des effets du chaos amoureux chez un proche. Car, si lorsqu'on aime, on ne doute pas de la pertinence de son sentiment, on est parfois étonné de l'objet d'amour d'un ami : celui-ci m'a parlé avec force passion de l'être admirable et unique qu'il vient de rencontrer, qu'il brûle de me présenter. Si elle est certes jolie et sympathique, je trouve que, tout de même, elle n'en mérite pas tant… Allez ensuite expliquer à l'ami en question qu'à votre avis son « élue » ne justifie pas les tempêtes qui depuis le traversent… Impossible ! Et c'est la cause de fâcheries parfois irrémédiables.

L'amour a sa logique. Une logique propre à chacun, propre à chaque rencontre.

Nos conceptions de l'amour, dès l'adolescence, sont bourrées de certitudes, d'opinions bien arrêtées. Les jeunes filles, par exemple, sont sûres que jamais elles ne fréquenteront un homme marié. Certains trouvent écœurant de vivre avec quelqu'un plus âgé de trente ans : jamais, jurent-ils, cela ne pourra leur arriver ! Un homme clamera volontiers – le plus sincèrement du monde – que jamais il ne regardera ni ne touchera la femme d'un copain. L'amitié passera toujours avant les impératifs du désir…

Tous ces discours se bétonnent de « jamais » et de « toujours ». Nous nous armons ainsi de morale et d'une honnêteté fort louables, mais qui n'en sont pas moins théoriques…

Lorsque l'amour déboule, il a souvent l'art de balayer tous les *a priori* dont nous nous sommes jusque-là blindés. Il vient chahuter nos affirmations, il se loge dans les exceptions à la règle que nous nous sommes fixée. Quand il ne la pulvérise pas tout à fait.

Pourquoi, d'ailleurs, s'échiner à se forger des principes amoureux ? Pourquoi, avant même d'avoir connu l'amour, s'accrocher à des règles de conduite quand on a tout à découvrir ? Parce que l'amour est un voyage dans l'inconnu. Parce qu'aimer, aimer un autre, c'est aller à la rencontre d'un monde qui nous est étranger. Et l'étrange fait peur, autant qu'il excite. On veut comprendre, on voudrait savoir. Et sur le seuil de l'amour, justement, on ne sait plus rien.

L'amour se ressent physiquement. Il se manifeste par des appétits coupés (ou décuplés), par des rougeurs, des nœuds dans le ventre, des sueurs, des tremblements, des émois…

L'amour se pense aussi. Il s'imagine, se dessine, se décide, se définit : « Moi, je ne pourrai jamais aimer un gros, ou un intello, ou un Italien. » Et quand l'amour arrive, il emporte tout. Il se fiche des conseils et des bonnes résolutions, il se contrefout de la raison.

L'amour est ce qui nous fait humains. Il est la démonstration d'un inconscient qui est le nôtre, et qui nous caractérise comme les êtres parlants que nous sommes. Car, si l'amour est une conjonction du corps et de l'esprit, il est aussi la preuve d'un ailleurs qui nous échappe. Lorsque nous aimons, notre réflexion est largement dépassée par nos réactions. Ce que nous raisonnons ne va pas souvent avec ce que nous faisons ou ressentons...

C'est en cela que l'amour fait de chacun d'entre nous un être unique, hors des standards et de leur logique. C'est pour cela que rencontrer quelqu'un, cet autre inattendu que nous attendions tellement, c'est aller vers l'inconnu et nous ouvrir à l'inconscient.

L'inconscient est plus qu'une part de nous-même. C'est nous, en tant qu'êtres pensants, qui en faisons partie. Car l'enfant, lorsqu'il paraît, n'est qu'inconscient. Sa conscience s'élabore ensuite, au fil du temps. L'inconscient est tout ce qui a désigné cet enfant à naître : c'est le désir des parents, les espoirs qu'ils ont pour lui, c'est le prénom qu'ils lui ont choisi. L'inconscient est un entrelacs de déterminants créés par notre histoire, notre généalogie, notre géographie. Des déterminants qui à notre insu, et sans correspondance avec la logique de notre pensée, nous animent. L'inconscient est dynamique, il est le lieu de nos pulsions, de nos désirs, de nos jouissances, la poubelle de nos refoulements, le moteur de nos actions. Il est ce qui nous fait être.

L'inconscient – dont Freud comparait la découverte à celle de l'Amérique par Christophe Colomb (en ce qu'elle bouleversa notre conception du monde) – est notre part la plus active, et la plus mystérieuse, au sentiment amoureux.

Car c'est de cet inconscient – qui nous définit, qui nous pousse à agir – que nous tentons de nous défendre en brandissant ces principes et ces règles de conduite. C'est de lui que nous nous protégeons en clamant que nous ne serons jamais comme ci ou comme ça, que nous ne concéderons rien à l'idéal que nous nous sommes fixé. C'est lui qui nous rattrape quand nous répétons les erreurs que nous nous étions promis d'éviter. Et c'est lui qui nous porte, quand la tourmente amoureuse nous transporte et nous fait libre.

L'autre et moi, c'est l'aventure – qu'elle soit rêvée ou vécue – d'une vie. C'est le nouage de deux corps, de deux volontés, de deux inconscients à la rencontre l'un de l'autre. En cette découverte, en nos appréhensions, se reconnaissent nos espoirs, s'affrontent nos envies et se séduisent nos désirs. C'est sur ce terrain de l'amour que se transmettent les héritages, les fatalités qui parfois se rejouent de génération en génération, auxquelles nous avions cru échapper par notre seule volonté.

L'inconscient est le lieu de répétitions qui nous manipulent à notre insu, et dont l'emprise – malgré le refoulement – se révèle particulièrement aliénante. Ces répétitions sont la cause, très souvent, de nos échecs amoureux.

C'est de ce côté-ci de l'inconscient que nous irons au-devant de « l'autre et moi ». Car c'est par là que la liberté d'aimer s'acquiert, après que se sont révélés les systématismes auxquels nous étions assujettis – sans le savoir – et qui nous conditionnaient dans nos choix et nos méprises. Les entrevoir, hisser à la conscience ces déterminismes inconscients est la seule façon de nous en défaire.

L'inconscient, quand il s'articule sans trop de défenses ni de résistances au corps et à l'esprit, dynamise l'acte d'aimer. L'acte d'aimer étant, il faut en convenir, la seule justification à notre agitation d'humain, son sel et sa motivation.

L'inconscient n'est pas notre ennemi. Mais il est parfois structuré autour et en prévention de peurs qui nous agitent.

Soulever un coin du voile qui masque ces peurs, c'est ne plus nous laisser inconsciemment freiner par elles. C'est prendre le risque, qui n'en est pas un, de nous lancer en toute inconscience – au sens créatif du terme – dans la valse amoureuse, au cœur de nos émois.

Chapitre 1

Qu'est-ce qui motive notre quête ?

Qu'est-ce qui nous pousse, ainsi, à la recherche de cet autre qui nous comblerait ? Une recherche qui déjà est au cœur de nos préoccupations d'enfant, puis d'adulte en devenir.

La question « existentielle » d'un adolescent, dès son premier flirt, sera de savoir s'il est avec la bonne personne, si cet amour-là est l'amour d'une vie, de sa vie – même si elle commence à peine –, s'il ne se trompe pas. Et puis cet amour passe, et de nouveau la question se pose dans toute sa dimension angoissante : puisque ce n'était pas lui, ou elle, va-t-on rencontrer quelqu'un d'autre ? Comment être sûr(e) alors que l'on ne va pas se tromper encore ? D'errance en errance, ne va-t-on pas passer à côté du grand amour ?

La fameuse « moitié » : un fantasme impossible

La quête de l'autre est envisagée d'emblée comme un « tout ou rien » qu'il ne faut surtout pas manquer. Cet absolu de la quête, cette roulette russe du choix est parfaitement illustrée dans Le Banquet quand, par la bouche d'Aristophane, Platon nous explique l'origine de l'amour.

Mythologie de l'amour

Jadis, la nature humaine était différente.

« La forme de chaque homme constituait un tout, avec un dos arrondi et des flancs bombés. Ils avaient quatre mains, le même nombre de jambes, deux visages tout à fait pareils sur un cou parfaitement rond ; leur tête, au-dessus de ces deux visages situés à l'opposé l'un de l'autre, était unique ; ils avaient aussi quatre oreilles, deux organes de la génération, et le reste à l'avenant, autant qu'on peut l'imaginer. Ils se déplaçaient ou bien en ligne droite, comme à présent, dans le sens qu'ils voulaient ; ou bien, quand ils se mettaient à courir rapidement, ils opéraient comme les acrobates qui exécutent une culbute et font la roue en ramenant leurs jambes en position droite : ayant huit membres qui leur servaient de points d'appui, ils avançaient rapidement en faisant la roue[1]. »

Mais ces humains, d'une grande force et d'un orgueil immense, *« tentèrent d'escalader le ciel pour combattre les dieux »*. Ce qui fâcha ceux-ci. Pourtant les dieux ne pouvaient en représailles se débarrasser de cette espèce, puisqu'elle leur apportait honneurs et offrandes.

1. Platon, *Le Banquet* traduction de Paul Vicaire, Gallimard.

Zeus réfléchit – « laborieusement » est-il précisé – et dit :

« Je crois tenir un moyen pour qu'il puisse y avoir des hommes et que pourtant ils renoncent à leur indiscipline : c'est de les rendre plus faibles. Je vais maintenant couper par moitié chacun d'eux. Ils seront ainsi plus faibles, et en même temps ils nous rapporteront davantage, puisque leur nombre aura grandi. Ils marcheront droit sur deux jambes, mais s'ils se montrent encore insolents et ne veulent pas rester tranquilles, je les couperai en deux une fois de plus, et dès lors ils marcheront sur une seule jambe, à cloche-pied. » Châtiment auquel, semble-t-il, nous aurions échappé…

Tout ou rien

Et voilà l'humain coupé en deux par Zeus :

« Quand donc l'être primitif eut été dédoublé par cette coupure, chacun, regrettant sa moitié, tentait de la rejoindre. S'embrassant, s'enlaçant l'un à l'autre, désirant ne former qu'un seul être, ils mouraient de faim, et d'inaction aussi, parce qu'ils ne voulaient rien faire l'un sans l'autre. »

Pour prévenir l'extinction de l'espèce et assouplir la rudesse du châtiment, Zeus fit transporter leurs parties génitales sur le devant. Elles étaient jusqu'alors sur leur face extérieure, et ils s'engendraient dans la terre, *« comme les cigales »*.

« Son but était le suivant : dans l'accouplement, si un homme rencontrait une femme, ils auraient un enfant et l'espèce se reproduirait ; mais si un mâle rencontrait un mâle, ils trouveraient au moins une satiété dans leurs rapports, ils se calmeraient et ils se tourneraient vers l'action, et pourvoiraient aux autres besoins de leur existence. (…) Chacun d'entre nous est donc une fraction d'être humain dont il existe le complément (…). Chacun, bien entendu, est en quête perpétuelle de son complément. »

Ce mythe de l'amour illustre le « tout ou rien » de l'amour.

« Le désir de ce tout et sa recherche a le nom d'amour. Auparavant, comme [Aristophane] l'affirme nous étions un. »

Chacun est une moitié esseulée en quête de l'autre part de lui-même, à laquelle il s'emboîterait parfaitement. D'ailleurs, parlant de son conjoint, on dit bien « sa moitié ».

À la recherche de l'Amour

Mais où se cache cet autre qui serait en adéquation parfaite avec moi ? De quel pays est-il ? Sur quel continent vit-il ? Le monde est si vaste… La quête amoureuse, dans cette perspective, devient une entreprise désespérée, car sans nuance. Ou je trouve la bonne moitié, et la vie se déroulera tel un paradis de chaque instant : quand un homme ou une femme « rencontre l'être qui est précisément la moitié de lui-même, une émotion extraordinaire les saisit, effet de l'amitié, de l'affinité, de l'amour, et ils refusent d'être, si l'on peut dire, détachés l'un de l'autre ne fût-ce qu'un moment ». Ou je me contenterai d'un à-peu-près qui, de toute façon, se révélera frustrant. Et même si le proverbe assure qu'il vaut mieux vivre seul que mal accompagné, puisque je n'ai pas trouvé ma moitié je me contenterai d'un amour forcément bancal. Qui ne sera pas l'Amour.

Car l'Amour est évident, et celui du Tout reconstitué se reconnaît indéniablement. « Au premier regard il sut que c'était elle… » Ou encore : « Il serait l'homme de sa vie, le père de ses enfants, son seul amour. Elle en était sûre… » La littérature romantique regorge de ces évidences. Notre imaginaire aussi.

Ce schéma, latent dans tous les idéaux de l'amour, est celui de l'autre qui dans l'imaginaire nous assure de notre « entité » : je ne suis pas sûr(e) « d'être », à moi seul(e). L'autre me complétera, il donnera du poids à mon existence. Comme l'explique Aristophane, les hommes ont été coupés par les dieux pour être affaiblis. L'autre, mon équivalent – si je le rencontre – me renforcera, il palliera ce qui me manque. J'aurai l'assurance qu'il me connaît parfaitement, puisqu'il est mon complément, une partie intégrante de moi-même. L'autre viendra combler mes lacunes, il préviendra mes insatisfactions, il me donnera les réponses que je cherche. Il empêchera même les questions, puisqu'il n'y aura plus lieu de s'en poser.

Le fantasme de la perfection

Il n'est pas besoin d'avoir lu Platon pour caresser l'espoir de rencontrer sa parfaite moitié. C'est un fantasme inconscient qui, lorsqu'il est agissant, bouche les perspectives de toute vie amoureuse.

Car l'amour est dynamique, et ce scénario est passif. Il installe chacun dans une position statique : je suis la part de quelque chose qui existe déjà, et qu'il me faut reconstituer. Cela suppose bien sûr une recherche de ce quelque chose. Mais les possibilités sont si vastes ! Ma moitié, est-ce le voisin d'à côté ou vit-elle à l'autre bout du monde ? Dans ces conditions, il n'y a pas d'autre espoir que de s'en remettre à la providence. Et la vie se jouera sur une chance que l'on aura, ou pas, de faire la rencontre.

La rencontre elle-même est exempte de tout effort. Puisque cet autre est configuré en total accord avec mes idéaux, lui et moi nous reconnaîtrons et la révélation de notre amour sera immédiate.

Nous n'aurons pas besoin de nous apprivoiser, de dépasser nos différences, de lever d'éventuelles incompréhensions.

L'amour devient alors un dû. Il nous est acquis d'office, comme cette partie de nous-même que nous récupérons. C'est un amour immédiat, qui va de soi. Et toute rencontre qui ne se conformerait pas à ce scénario d'évidence serait alors rejetée, puisque ce ne serait pas Lui, puisque ce ne serait pas Elle.

L'aventure d'aimer

Cette quête, si elle suppose une recherche géographique très active, est une véritable paralysie psychique : je suis qui je suis, l'autre qui me conviendra en sera la correspondance parfaite, la complémentarité certaine. Aucun lien n'est à créer, aucun mouvement de l'un vers l'autre – de l'un par rapport à l'autre – n'est à oser, puisque les deux parts se collent et ne bougent pas de cette position idéale. Si, par exemple, je me décrète inapte à gérer un budget, cet autre-là, idéal, s'occupera des comptes et des déclarations de revenus. Comme cela – évidemment – ne le dérangera pas, et qu'il saura d'emblée combien ces formalités me pèsent, nous n'aurons même pas besoin de discuter de la répartition des corvées. Ou si je peine à prendre des décisions, si au restaurant j'hésite indéfiniment sur le choix du plat, l'autre idéal tranchera pour moi. Car il saura – mieux que moi – ce qu'au fond je préfère.

L'amour sans risque

C'est un processus qui n'engage pas, où les risques ne se prennent pas. Or, aimer est une aventure. Une aventure mystérieuse, attirante et effrayante. L'idéal de « la pomme », qui recolle ses deux moitiés, en évite tous les cheminements, les doutes, les découvertes, les étonnements. Ce fantasme est un impossible qui nous abriterait de ce qui fait pourtant la vie : des événements imprévisibles, des rencontres improbables – qui ont pourtant lieu –, des occasions saisies, des initiatives heureuses ou malencontreuses dont l'amour est le puissant moteur. Et l'amour se crée, s'invente à deux.

Chaque amour est une création singulière. Il est l'œuvre de l'autre et de soi. Quand il bat son plein, il n'a pas besoin de modèle, il n'a pas besoin de conseils.

À l'inverse, la fable du « Tout » reconstitué définit d'office les règles du jeu. Elles ne sont pas à inventer pour soi et l'autre, ni à adapter ou à aménager, elles sont déjà fixées.

Et c'est en cela que ce mythe satisfait notre imaginaire : il ne nous engage pas. Il nous manipule et nous épargne la mise en œuvre de l'amour. Les audaces ou les démissions n'y ont pas cours. Le libre arbitre non plus. La responsabilité que j'ai de ma propre vie n'est pas là convoquée.

Le mythe de l'entité retrouvée est une aspiration confortable, mais vaine. Fort heureusement. Car l'amour est autrement exaltant que ce fantasme plus proche d'une tétanie morbide que de la vie.

Le premier pas vers l'amour, vers l'autre, est un renoncement à l'idéal de l'entité retrouvée. Un renoncement sans frustration ni sacrifice, car cette moitié qui nous ferait tout entier n'existe pas. L'amour est la rencontre de deux mondes distincts : l'autre et moi.

Renoncer au fantasme de sa moitié (unique), c'est comme retirer des lunettes à double foyer portées malgré une excellente vue : elles brouillent la vision et faussent les contours de la réalité. Le regard se tourne vers l'intérieur, car les silhouettes floues et difformes que j'entrevois n'ont rien d'attrayant. Il se tourne vers l'intérieur et s'invente une figure de rêve qui, si elle passait sous mon nez, ne serait pas distinguée. Quitter ce fantasme d'un autre fait sur mes mesures, c'est ôter mes lunettes, c'est me frotter les yeux et regarder le monde, découvrir les êtres.

S'aventurer à aimer

S'aventurer à aimer, c'est se débarrasser d'abord de tout ce que l'on croit savoir sur soi, sur l'autre, sur l'amour. On ne peut aimer qu'en étant ignorant de l'amour, et de l'autre que l'on aimera.

À imaginer cet autre je ne le vois pas à côté de moi, je ne tisse pas les liens qui nous pousseront dans les bras l'un de l'autre. Se débarrasser du « savoir », c'est s'ouvrir à l'inconscient de l'amour. Car cet inconscient de l'amour – effrayant de ne pas m'être connu – est le magnifique moteur de mes élans, de mes audaces, de mon aptitude au bonheur.

Aimer, quel qu'en soit l'objet, c'est s'aventurer vers un lendemain que je ne maîtrise pas, c'est aller vers un autre que je ne connais pas, ou si peu, et si mal. C'est me découvrir, aussi, dans ce que j'ignore de moi-même. Aimer c'est être en mouvement, c'est aller au-devant. C'est vivre le présent sans s'y arrêter.

La quête selon Aristophane m'assure au contraire d'une place – avec cet autre – qui serait la mienne, dont rien ne me délogerait, et où la question de l'avenir ne se poserait pas. Mon présent y est définitif. Il ne changera pas.

Car il est là, le paradoxe des humains que nous sommes : nous voulons les vertiges de l'amour, nous voulons être surpris et emportés par ce sentiment. Car c'est d'être aimants qui nous fait vivants. Et dans le même temps, nous voudrions border cette aventure de certitudes qui en préviendraient les aléas, qu'ils soient bons ou mauvais.

Nous rêvons de nous élancer vers l'inconnu tout en sachant où nous allons. Notre quête est celle d'un ailleurs qui nous séduirait, qui nous intéresserait. Et cet ailleurs nous fait peur. Mais pas suffisamment – par bonheur – pour nous guérir d'aimer.

L'amour n'est jamais acquis

L'autre et moi, ce n'est pas une trouvaille. C'est une rencontre. Or nos peurs, dès les débuts de notre parcours d'amoureux, s'expriment en ces termes : est-ce que je vais « trouver » quelqu'un ? Le trouver implique qu'il soit quelque part, déjà « tout prêt ». Qu'il soit passif. Il est caché sous une pierre, à charge pour moi de soulever la bonne. Et quand je l'ai trouvé – ou crois l'avoir « trouvé » – je n'ai plus qu'à l'enfermer dans le coffre-fort de mon amour, puis de mon couple.

Ce terme de « trouvaille » est tout en inaction. Après la recherche, quand elle est fructueuse, j'arrive à destination : l'autre, je l'ai bien en poche. Je n'ai plus qu'à prendre garde qu'on ne me le vole pas, que je ne le perde pas.

Or l'autre et moi, ce n'est pas se trouver, mais se rencontrer.

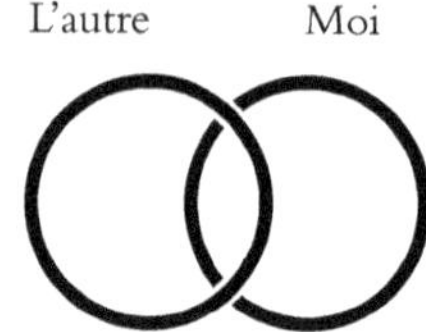

Cette rencontre nous fait avancer, elle nous fait évoluer au fil des années, elle nous fait douter aussi. Mais elle ne nous conduit pas « quelque part ». Un quelque part où l'on se poserait, l'autre et moi, où l'on s'installerait sur l'acquis de notre amour, de sa définition.

La merveilleuse décision, entre l'autre et moi, de faire des enfants, est une réalisation. Mais une réalisation qui ne nous mène pas à un point donné, en un statut de famille où nous serions confortablement logés. La seule constance en est l'aspect administratif : je suis officiellement père ou mère. À l'intérieur de ce statut, je ne cesserai plus, ensuite, de m'adapter. De m'adapter à l'autre en sa qualité de parent, à mon rôle qui n'arrête pas de s'ajuster, aux enfants que je découvre toujours. Ces enfants que je ne connaîtrai jamais « comme si je les avais faits », même s'ils sont bien nés de l'autre et moi.

Des rencontres toujours renouvelées

On rencontre un autre, on rencontre aussi tous les autres qui composent notre paysage, on rencontre ses enfants. On les perd aussi, on en perd la compréhension. Pour, agréablement surpris, les rencontrer de nouveau.

Il est vrai qu'à les « trouver » – son mari, ses amis, ses fils et ses filles –, on se croit à l'abri d'avoir à toujours les chercher. Mais le sel de la vie, la dynamique d'un amour et son éblouissement, sont en ces rencontres. Et en nous rencontrant, en acceptant de n'être pas au volant du même véhicule, l'autre et moi pouvons nous battre contre un acquis qui se transformerait en monotonie, en ennui.

La complexité de l'humain se révèle en ce tiraillement, en cette opposition entre mouvement et passivité, entre vie et mort : l'humain veut aimer, toujours, il veut rencontrer, être surpris. Dans le même temps il veut trouver, il veut être dispensé de tout « effort ». Il veut une place sûre, une place où son désir se tiendrait tranquille, où l'imprévu est impossible.

Agir par peur de perdre les choses, par peur qu'un amour ne meure, c'est l'enterrer déjà. C'est, pour nier la naissance et la fin de toute chose, embaumer la relation, telle une momie l'entourer des bandelettes de ses certitudes et l'enfermer dans le sarcophage du couple.

Une relation se nourrit de mourir à elle-même : elle fut cela, un temps, le temps de certaines ambitions, le temps d'un âge, de réalisations. Elle devient autre, en un temps plus serein, moins urgent, traversé d'autres passions. On ne voyage pas de la même façon suivant les buts, les âges, les modes et les envies. Un amour est comme un voyage en différents pays, soumis à des conditions différentes, un voyage aux motivations changeantes.

Se plaindre d'un amour qui « n'est plus ce qu'il était », c'est en refuser la mouvance, seule garantie de sa vivacité, et c'est en nier l'actualité, la part que j'y prends au présent. Cet amour, certes, n'est plus ce qu'il était. C'est peut-être qu'il n'est plus du tout, ou qu'il est autrement. Et que je suis autre, et que l'autre lui-même est un autre. Que nos attentes ont changé, que notre désir s'est déplacé.

Chapitre

Ce qui incite et freine la rencontre

Le mythe de l'amour, selon Aristophane, ne s'encombre pas du moment tellement important de la rencontre. Dans sa perspective de « reconnaissance », il y a d'emblée retrouvailles. Les doutes, les approches, les attentes, les initiatives, les allers et retours entre nos peurs et nos envies n'ont pas lieu d'être puisque c'est Lui, puisque c'est Elle, puisque c'est évident.

Deux sans trois : les mécomptes de l'amour

Cette aspiration, si elle satisfait notre imaginaire (qui pour l'occasion se révèle pleutre et paresseux), ne tient que sur deux pattes : moi et l'autre, un autre à mon image. Et c'est ce que, malgré nous, nous aimerions tant : *nous compter deux*, pour ne plus faire qu'un. Et n'être chacun que de corps et d'esprit. Mais c'est occulter la part active et essentielle de la rencontre entre deux êtres : leur inconscient. Leur désir inconscient.

Nous sommes des êtres parlants, aimants, haineux, contradictoires, parce que nous nous comptons trois : il y a notre corps, lieu de nos ressentis, de nos apparences, de notre image ; notre esprit, notre conscience, lieu de la logique, de la morale, du raisonnement, de nos buts avoués, de nos dégoûts révélés ; et enfin il y a l'inconscient, lieu des pulsions, du désir, un inconscient fonctionnant selon sa propre logique, rythmé par un temps qui n'est pas celui de la réalité. L'inconscient toujours nous traverse, et nous le traversons : jamais il ne s'attrape, aucune définition ne le contient.

Dans notre vie et notre psychisme, tout ce qui se compte par deux est la négation de ce que nous sommes, véritablement, en tant qu'êtres humains : d'abord et avant tout des êtres poussés par notre inconscient. C'est en cela que la fable d'Aristophane ne tient pas. C'est aussi en cela qu'elle est un rempart contre l'amour. Car, répétons-le, aimer nous fait peur.

Un scénario bien connu

Nous espérons l'amour, nous le rêvons puissamment. Nous rêvons d'un amour dans lequel nous nous reconnaîtrions, dans lequel nous incarnerions ce que nous pensons être, où l'autre – que nous aimerions – aurait des contours précis, où notre relation avec lui se déclinerait sur un mode défini : romantique, passionnel, érotique, confortable... Nous rêvons un amour dont le décor serait posé, dont les protagonistes seraient choisis et dont le scénario – son suspense et son dénouement, autrement dit sa finalité – nous garantirait le succès.

Marie, depuis toujours lui semble-t-il, sait que l'homme au charme duquel elle succombera sera un aventurier, un être passionné mais néanmoins « équilibré » qui la sauvera de son quotidien plutôt terne. Elle l'attend et n'envisage de découvrir le monde qu'à ses côtés et guidée par lui, car seule elle a peur de voyager. Avec lui, elle en est sûre, ce sera merveilleux...

C'est ainsi que son esprit échafaude l'amour à vivre : il l'imagine, il met en scène les corps et les situations. Il prévoit même les imprévus, comme la divine surprise d'un voyage organisé par l'aimé, ou un dîner aux chandelles. Il n'y a évidemment pas, dans ces projections, d'inexplicables bouffées d'angoisse, de soudaines impatiences, de revendications, ni de crainte de ne pas être aimée...

Ces pensées de l'amour font l'impasse sur les impromptus désagréables de la réalité. Car dans les aléas de l'humeur qui en découlent surgit ce qui échappe au bon sens, à l'esprit, à la mécanique du corps, à notre contrôle.

Une porte sur l'inconscient

Le pas vers l'amour est une porte qui s'ouvre sur l'inconscient. L'inconscient est le lieu de contradictions qui s'accordent, d'opposés qui cohabitent, de désirs incompatibles qui s'ébranlent dans le même temps.

L'état d'amour ouvre cette division entre ce que nous croyons être et ce que dans l'instant nous sommes. L'amour que nous vivrons ne sera pas celui que nous avions prévu. Et c'est en cela que, quoi que nous en espérions, l'amour nous effraie. C'est en cela aussi qu'il est notre aventure essentielle.

> Marie a rencontré Luc, comme elle natif du Jura, comme elle vivant et travaillant dans sa région natale. Elle se croyait baroudeuse et attendait de l'autre qu'il prenne en charge cette présomption. Or c'est un quotidien tranquille et serein qu'elle partage avec Luc, et qui la comble. L'ailleurs est tous les jours à côté d'elle...

Aimer nous révèle à notre dimension d'esprit, de corps, et d'inconscient. Un inconscient qui, comme son nom l'indique, ne nous est pas connu, et ne pourra jamais l'être. Il n'est qu'entr'aperçu. Un inconscient qui, s'il agit sur nous, agite l'autre également.

L'inconscient à l'œuvre

Dans la rencontre, dans le plaisir particulier qu'il y a à discuter ou dans le trouble soudain qu'il y a à se regarder – même quand on n'a pas d'arrière-pensée, pas encore – c'est l'inconscient qui est à l'œuvre. C'est lui qui noue les fils de la rencontre, c'est lui aussi qui la provoque. La réflexion consciente viendra ensuite.

Nous pouvons déjà esquisser une autre configuration de la rencontre que celle de notre cœur rabiboché par nos deux moitiés :

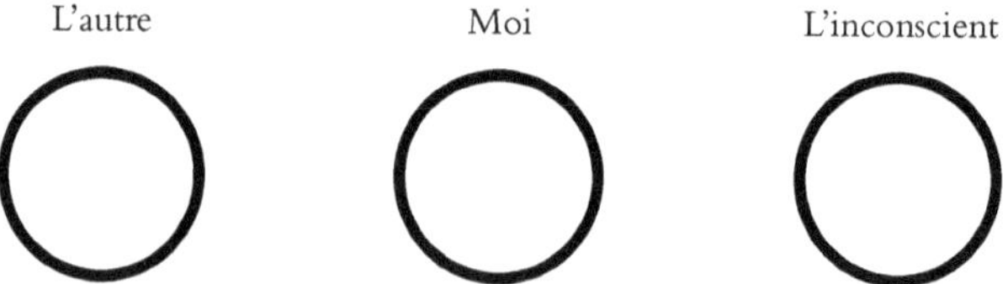

Pensons ces ronds comme des anneaux. Des anneaux dynamiques, extensibles, qui au fil des chapitres se lieront les uns aux autres.

Et pensons l'inconscient comme le terrain de la rencontre entre l'autre et moi, comme le lieu de nos pulsions, de nos désirs, et de nos freins aussi. De tout ce qui nous déborde et nous dépasse à l'heure des premiers émois.

Qu'a-t-il pensé de moi ?

Rencontrer l'autre c'est, très vite, se poser la question de ce qu'il pense de moi.

La tentation d'interpréter

Si les premiers instants de la rencontre ont oscillé, naturellement, entre aisance et balbutiements touchants, ensuite ma réflexion galope et vient décrypter le moment passé. Je vais après coup interpréter les dires de l'autre, décortiquer ses réponses et les miennes, en déduire des impressions, par exemple regretter une réflexion que j'aurais dû taire et dont il a forcément deviné les sous-entendus. Si notre rencontre – quoi qu'il se soit passé ou non – a été fluide et agréable, piquante de trouble aussi, et de maladresses, le bilan que par la suite j'en ferai souvent l'entache d'un blâme. Je n'aurais pas dû dire ceci, rire comme cela, évoquer tel problème… Et l'autre, pourquoi regardait-il derrière moi quand je parlais de mon travail ? S'en fichait-il ? L'ai-je ennuyé ?

Julie, atterrée, se remémore sa conversation avec Pierre, dont elle a fait la connaissance lors d'un dîner chez des amis communs. Ils ont parlé d'un film sorti récemment, et Julie, exaltée, en a chanté les louanges. Pour s'apercevoir, hélas trop tard, que Pierre l'avait considéré comme un navet. Julie en est sûre, tout est gâché et l'équation fort simple : elle est passée pour une idiote aux goûts douteux, elle a déçu Pierre, il ne l'appellera pas. Mais que peut-elle savoir de ce que lui, à ce moment, en a conclu ? S'il en a conclu quoi que ce soit, d'ailleurs...

Nous voudrions, après coup, enserrer cette rencontre dans les mailles d'un processus linéaire qui nous rassurerait : il a dit ceci, ça veut donc dire cela. J'ai dit ceci, il l'a entendu comme cela. Nous nous raccrochons à une logique que nous souhaiterions à deux dimensions : chaque geste, chaque attitude a un sens, un seul. Chaque mot, chaque intonation a une intention, une seule : il n'aime pas le film que moi j'ai adoré, il est donc impossible que je lui plaise.

Cette interprétation ne veut pas *se compter trois* (moi, l'autre, et notre désir de nous aimer). Elle est une défense contre ce qui vers l'autre m'entraîne, et que je ne comprends pas. Elle est une défense contre l'inconscient de mon inclination. Car l'inconscient n'est pas cet élément à connaître, cette pièce du puzzle à rajouter pour réaliser le tableau dans sa totalité. L'inconscient, justement, explose l'idée du tout.

Les mots nous dépassent

Je sais ce que je dis, et pourtant, dès que je parle, j'en dis plus que je ne crois. On dit bien des mots « qu'ils ont dépassé » notre pensée. Et mon interlocuteur, celui à qui je m'adresse, entend d'autres sens encore. Il ne reçoit pas mon discours exactement comme je l'ai énoncé.

> Lorsque Julie, emballée, disait à Pierre : « J'adore la scène finale, quand, silencieux, il lui caresse la joue », elle en a conclu - après coup - que Pierre avait forcément deviné et méprisé son romantisme mièvre ou, pire encore, qu'il avait compris qu'elle rêvait d'un moment analogue avec lui. Alors que Pierre, lui, remarquait le sens du détail de Julie, et se reprochait sa « rusticité » et son incapacité à saisir ces instants furtifs qui font un chef-d'œuvre.

Ma parole m'échappe, et mon rire aussi. Il est manifeste par exemple que chacun réagit à des humours différents, qu'il n'est rien de plus imprévisible qu'un fou rire. Le « sens » de l'humour est particulier à chacun, même si la situation comique est la même pour tous.

Les lapsus, également, révèlent ces autres intentions (il est impossible de les appréhender toutes) qui traversent mes propos. Un lapsus est le surgissement d'un sens, inconscient, dans un contexte conscient. Dans la certitude de ce que je crois dire se glisse un dérapage de syllabe, voire un autre mot qui change complètement la signification de mon discours et en révèle une autre, laquelle était refoulée.

> Julie a appelé Pierre « Stéphane ». Personne ne l'a relevé mais elle en est morfondue car Stéphane, celui dont spontanément elle se souvient, était un garçon de sa classe, en primaire, qu'elle avait follement aimé. Et Pierre ressemble justement à ce qu'elle imaginait de ce Stéphane devenu adulte ! C'est une véritable déclaration qui, à l'insu de Julie, vient de lui échapper.

C'est à cause de ce genre d'intrusion de l'inconscient dans le discours que parler peut être si difficile. Parler, c'est se risquer à en dire plus que ce que l'on sait, que ce que l'on croit dire. C'est se risquer à ne pas être entendu (e) comme on voudrait l'être. C'est mettre à l'épreuve cette certitude – erronée mais tenace – que l'on sait ce que l'on dit. Et que l'on comprend ce que l'autre veut nous dire.

Et s'il est un moment où le décalage entre les mots et leurs différents sens est manifeste, c'est bien celui de la rencontre. Dans une discussion courante on ne s'interroge pas, ou si peu, sur ce que l'on a dit et ce qui en a été perçu. Après *la* rencontre, si. On se creusera la cervelle pour décortiquer chaque intonation, dans l'espoir d'y trouver un indice, une assurance sur les intentions de cet autre qui nous plaît tant.

Mais comment savoir, quand on a perdu soi-même la maîtrise de sa conversation ? Les mots prononcés étaient chaotiques, les doubles sens fleurissaient au détour des phrases. Le langage folâtrait dans des chemins de traverse que l'on ne voulait pas emprunter. Les questions étaient bourrées d'équivoques alors qu'elles n'avaient pas d'intentions particulières… ni conscientes. Du coup, pourquoi passer au crible les propos de l'autre, comment s'assurer de leur sens, quand les nôtres nous ont échappé ?

Cette volonté d'interpréter, voilà qui signe les premiers mouvements de recul, malgré nous, devant l'éventualité d'une histoire qui, peut-être, commence.

Une rencontre amoureuse peut être identifiée comme telle – qu'elle ait une suite ou pas – dès qu'il y a décalage entre le contenant (les mots) et le contenu (leur sens). Dans la rencontre ce décalage est tangible, on l'éprouve au moindre son prononcé.

Un saut dans l'inconnu

L'état idéal pour accueillir le futur de la rencontre – qui forcément est inconnu – serait de ne rien spéculer, de ne rien interpréter, de se jeter de tout son être dans ce gouffre d'ignorance qu'est celui des premiers rendez-vous. Mais c'est un état si contraire à nos penchants humains...

Il est inutile de décrypter nos comportements et l'image que nous croyons offrir. C'est une peine que nous nous donnons, une volonté de nous rassurer qui ne peut aboutir à rien. Et qui de ce fait nous inquiète davantage. Car rien ne nous permet de savoir vraiment ce que l'autre voit et suppose de nous-même. Nous en aurons des bribes, quelques impressions, des confidences, mais jamais nous n'en aurons le tout.

Prendre la place de l'autre pour nous contempler nous-même est impossible. Pourtant, par nos spéculations, c'est ce à quoi nous aspirons. Nous aspirons au contrôle de cette image et de son impact chez l'autre. Nous tentons de contenir l'autre dans un sens précis qui, soit conforte notre narcissisme – il nous trouve sûrement divin(e) –, soit alimente notre paranoïa et nos complexes (forcément, nous avons trop de rondeurs pour lui).

Que montrer de moi ? Une question inutile

Une question revient souvent à l'occasion de la rencontre : faut-il que je me montre tel(le) que je suis, dans la splendide vérité de ma nature ? Ou dois-je m'adapter à ce que l'autre aimerait, à supposer que l'on soit sûr(e) de ce que l'autre aime ?

Peut-on « gérer son image » ?

C'est l'exemple de la question qui se pose typiquement en deux dimensions : la dimension du corps (comme apparence) et la dimension de l'esprit (d'où s'élabore ma stratégie) au détriment de l'inconscient de la rencontre.

Elle suppose la certitude de ce que moi je suis, et de qui est l'autre en face de moi. Elle implique que l'autre me voit tel(le) que je suis, tel(le) que je me montre. Elle suppose que ce que je vois de l'autre est la réalité de ce qu'il est, ou de ce qu'il veut me montrer.

Ce que je vois *est* ce qui est. Ce que l'autre regarde *est* ce que je suis. Eh bien non ! L'adéquation tant rêvée, si confortable, ne se réalise pas. Et heureusement. Car je serais alors le pantin de mon image, aspiré(e) par sa gestion ou manipulé(e) par elle.

Or, ce qui me dérange dans cette « liberté », dans ce décalage entre ce que je montre et ce que l'autre voit, c'est que l'image que je donne n'étant pas certaine et immuable, je n'en maîtrise pas les effets sur l'autre (ou je le fais de manière très relative). Je peux choisir de me maquiller, de me mettre sur mon trente et un ou d'adopter une tenue plutôt décontractée, je décide alors du message que je veux passer. Mais sans garantie absolue de ce que l'autre en décryptera.

Julie, malgré ses conclusions catastrophées, a été invitée à dîner par Pierre. Pour leur premier tête-à-tête, elle a décidé de jouer la carte du raffinement. De cette façon, elle espère l'impressionner et compenser la bévue qu'elle croit avoir commise en vantant un film qu'il n'a pas apprécié. La soirée a été merveilleuse. Mais Pierre, interrogé, aurait été bien incapable de décrire la tenue ou l'allure de Julie. Il a été totalement absorbé et troublé par la fossette qu'elle possède sur le côté gauche de sa lèvre supérieure. Comment Julie aurait-elle pu en deviner l'impact sur Pierre, et encore moins le maîtriser ?

Ce que je crois avoir l'air d'être ne sera jamais exactement ce qu'il voit de moi. Et vice versa… Ce que nous voyons, ce que nous montrons dépasse les délimitations de la conscience et de nos corps. S'y mêlent aussi nos imaginaires, nos « marottes » inconscientes.

Nous voudrions tellement contrôler les données de ce que nous préférons montrer à l'autre ! Décider d'être « nature », ou de la jouer « caméléon », c'est prétendre à cette maîtrise de notre image, de nos pensées, de leur impact.

S'en remettre à l'inconscient

Le désir et l'amour se logent dans ces zones mystérieuses, insondables, dans ces écarts entre l'apparence des choses et les regards – si différents – qui sont portés sur elles.

L'amour surgit là où se perd le contrôle, conscient, des définitions de soi et de l'autre que l'on voudrait imposer.

Ces définitions nous rassurent car elles nous situent. Abdiquer sur cette maîtrise-là, celle de la pensée qui veut tout prévoir, tout gérer, c'est s'en remettre à l'inconscient de nos désirs. Et ce relais n'est pas dangereux. Bien au contraire.

Dans la rencontre, la mainmise du conscient sur le cours des événements induit les plus grands désordres : je sais ce que je veux, je contrôle ce que je dis (du moins je le crois), je choisis l'autre pour des raisons concrètes que j'ai cernées. Je l'aime et je sais pourquoi. Je mène mon « projet » d'amour de son démarrage jusqu'à son issue.

Un plan de magnifique refoulement est là mis en branle. Les chevaux fougueux de l'inconscient, s'ils ne visent pas les mêmes buts que cette pensée organisée, vont se cabrer. Il en résultera une anarchie intérieure, une révolte que le refoulement, en voulant éviter tout conflit, provoque plus sûrement.

Cette rébellion de l'inconscient contre la dictature d'un esprit qui se croit tout-puissant va se traduire par des actes manqués : le rendez-vous crucial et si bien préparé sera oublié, on aura confondu les jours. Ou bien on se trompera de chemin, on arrivera très en retard, écornant cette image impeccable que l'on tenait à donner. Ou encore on se réveillera le matin même couvert d'eczéma, voire fiévreux d'une angine comme on n'en a pas eu depuis vingt ans.

Ces contretemps, s'ils semblent improbables, sont pourtant fréquents…

De ces obstacles on dira que c'est la faute à pas de chance, que ce n'était pas le jour, que les vents étaient contraires. On ne s'impliquera pas dans cette levée de boucliers d'événements décidés à nous contrarier. Ce ne sera pas notre faute à nous. Il y a des jours avec, et des jours sans…

Le retour du refoulé

Or, justement, il n'est pas question de « faute » dans ces exemples tellement courants. Il s'agit d'inconscient. Non pas un inconscient ligué contre nous et décidé à faire capoter tous nos projets, mais un inconscient qui participe pleinement à notre projet d'aimer. Et c'est d'avoir voulu le « border » – le ligoter – en maîtrisant ses sentiments, c'est d'en avoir refoulé les élans que la réalisation de notre désir sera empêchée.

Refouler son inconscient c'est réfuter ses contradictions, ses divisions intimes. C'est vouloir n'être que « d'une pièce » : savoir ce que l'on dit et ce que l'on fait, sans que l'inconscient y participe. Résultat, ces divisions – refoulées – surgissent ailleurs, dans ce qui s'appelle *le retour du refoulé* : la brusque maladie qui cloue au lit, la conversation soudain engagée sur un sujet que l'on voulait précisément éviter, la poussée d'adrénaline au mauvais moment, pour une mauvaise raison…

Reprenons le dessin des anneaux. Voici comment interfèrent le conscient – notre pensée – et l'inconscient :

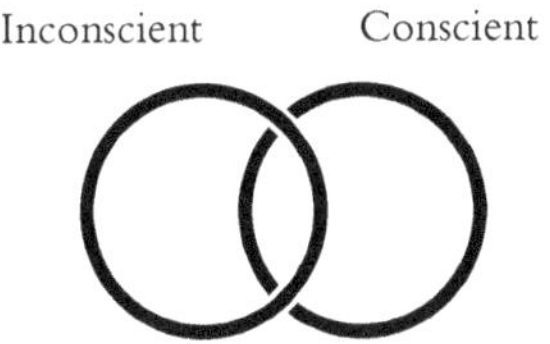

Observons le sens de cette « chevauchée » : l'inconscient passe par-dessus le conscient.

Vouloir gérer la rencontre c'est n'être que du côté du conscient, c'est nous croire maîtres d'événements que, pourtant, l'inconscient couvre de son influence.

Cette zone d'intersection entre l'esprit (le conscient) et l'inconscient est le lieu des lapsus, des actes manqués. C'est aussi le lieu des symptômes qui nous « dénoncent » : les phobies, les éruptions cutanées, les mélancolies… c'est-à-dire toutes ces « nuisances » qui échappent à notre volonté, que la pensée ne peut raisonner. Puisque justement, en cette zone, l'inconscient la recouvre.

Les exemples qui précèdent exposaient comment l'inconscient refoulé se manifeste, comment il nous rattrape en contrariant nos projets. Or ces catastrophes ne sont pas les seules manifestations de notre inconscient. L'inconscient, allié au corps et à l'esprit, est l'essence même de notre dynamique de vie. Il est notre seul garant de succès, que nos visées soient amoureuses ou professionnelles.

Renoncer au contrôle

Dans notre volonté de contrôler la situation amoureuse, nous nions, en fait, le recouvrement de notre conscience par l'inconscient. Mais ce recouvrement se fait savoir et se fait voir. Il se manifeste par ces « pas de chance » dont nous sommes les jouets malheureux.

Renoncer à cette pseudo-maîtrise de notre seule volonté, c'est faire en sorte de ne pas nous trouver prisonnier de cet inconscient dont les buts refoulés chercheront et trouveront de toute façon leur issue. C'est nous laisser conduire par notre *désir inconscient*, dont la puissance soulève les montagnes et balaie les obstacles. C'est aussi, si nous admettons cette conjonction entre le conscient et l'inconscient, ne plus en faire le lieu des pénalités mais celui des succès.

Ainsi, quand Julie se trompe et nomme Pierre « Stéphane », elle précipite inconsciemment le cours des événements. Pour peu qu'il note le lapsus et lui en demande la raison, elle lui répondra : « C'est un garçon que, lorsque j'avais sept ans, j'ai beaucoup aimé », entrouvrant le rideau de ses intentions. Y compris pour elle-même.

Face à l'autre, que l'on vient de rencontrer, il est illusoire de prétendre maîtriser son image et en gérer les effets. S'échiner à paraître pondéré c'est se risquer à renverser son verre sur la table d'un geste incontrôlé. Mesurer au plus près ses propos, c'est laisser échapper un juron qui ne nous est pas coutumier.

Ce qui ne veut pas dire que nous devons nous abandonner à tous les débordements, et sauter sur la table en faisant des claquettes ! Sauf si tel est notre désir, bien sûr…

Il convient – et ce n'est pas si simple que cela – de se laisser aller à être même si l'on ne sait pas vraiment ce que l'on est et encore moins ce que l'autre en voit, ni ce qu'il en pense.

Se laisser conduire par l'inconscient de nos désirs c'est, paradoxalement, prendre moins de risques qu'à vouloir contrôler la situation. Une situation qui, de ce fait, menace de nous échapper plus cruellement encore.

Comment aborder la rencontre ?

Renoncer à la gestion de la rencontre, c'est aller vers cet autre – vers ce rendez-vous – sans savoir, sans prévoir, sans en attendre davantage qu'un possible plaisir, sans revendiquer un scénario que nos rêves gardent au chaud. C'est oser – sans véritable danger – ne pas savoir où nous mettons les pieds. Et les y mettre, finalement ! Car il est toujours temps, ensuite, de prendre une bifurcation si cette route-là est décevante.

Laisser faire l'inconscient

À ce propos, j'entends souvent pousser les hauts cris : « Mais alors, je fais n'importe quoi, c'est ça ? Et tant pis si je me casse la figure ? Je ne vais tout de même pas me laisser aller, comme ça, alors que je le connais à peine... » À quoi je réponds : « Vous laisser aller à quoi ? Le savez-vous ? »

Dans notre imaginaire, l'inconscient est le lieu des pires débauches, des atrocités, des égoïsmes forcenés. C'est pourquoi nous nous efforçons de tenir en laisse cette meute sauvage – dont nos rêves traduisent quelquefois la violence – en étant polis, généreux, « comme il faut ».

Se laisser aller est interprété comme donner libre cours à la bête qui, forcément, sommeille en nous. C'est prendre le risque de nous montrer sous notre vrai visage – car nous pensons malgré nous que c'est celui-là le vrai – de l'affreux personnage que, sans notre pondération, sans notre « raison », nous serions.

Mais cette violence de l'inconscient n'est pas celle qui risque de jaillir sur la réalité. Sauf si elle déborde d'avoir été trop refoulée.

La sublimation – terme équivoque depuis Freud – n'est pas la modération des pulsions de l'inconscient, leur rangement en bon ordre, mais plutôt leur canalisation et leur issue dans le processus de création, la création de notre vie.

L'amour est une création

L'amour est une création nourrie d'élans divers, d'états d'être différents.

La menace ne vient pas de l'inconscient, comme lieu de ces pulsions, mais de ce que l'imaginaire en suppose. C'est l'inconnu, l'insaisissable de l'inconscient qui forge nos peurs, qui bloque nos actions. Ce n'est pas ce qui est mais ce que nous croyons être, et ce contre quoi nous nous défendons, qui inhibe nos élans amoureux.

Se laisser aller – tel qu'ici je l'énonce – à lâcher cette prétendue maîtrise qui entrave nos élans, c'est s'abandonner au désir inconscient. À sa dynamique.

Ce désir n'est pas à entendre seulement au sens génital du terme : ce n'est pas « sauter » sur tout ce qui bouge en dépit du contexte et des convenances (ce qui serait plutôt un effet du retour du refoulé). Ce désir est le désir que l'on a de l'autre. Le désir d'être bien avec lui, le désir de l'écouter, de le connaître, de le découvrir, de le regarder, de le toucher. C'est ce désir qui rend ces gestes faciles, sans se défendre d'un : « Qu'est-ce qu'il va penser ? Comment faut-il que je sois ? Que dira-t-il de moi ? » Autant de questions qui ne servent à rien, car elles n'ont pas de réponses et brouillent la carte de nos intentions.

Être à l'écoute

Nous laisser porter par notre désir inconscient, c'est aussi entendre plus sûrement tous les signaux d'alarme d'une situation ou d'un rapport qui ne nous convient pas.

En effet, si nous repoussons nos mouvements d'attirance – par peur de soi ou par peur de l'autre –, nous occultons également nos réticences et nos bémols. Or, le désir inconscient, c'est aussi le « pas envie de ».

Beaucoup de relations commencent sur la base d'un effort pour gommer tout ce qui, inconsciemment, signe et stigmatise les incompatibilités. La suite de ces histoires d'amour restera à la hauteur de cette négation du désir, qui en aura ponctué les prémices. Il existe autant de ratés à ne pas suivre son envie d'aller vers l'autre qu'à s'y précipiter en dépit de tout ce qui en annonçait le peu d'allant, même si l'intelligence – du côté du conscient – était en faveur de l'idylle.

> Par exemple cet homme, dont tout le monde s'accorde à dire qu'il est parfait pour moi, je n'arrête pas de perdre son numéro de téléphone. Ce qui, malgré moi, dénonce mon peu d'enthousiasme. Au grand dam de mes amies qui me voient là rater une sublime occasion ! Du coup je vais finir, par égard pour lesdites « évidences », par sortir avec lui, par me convaincre qu'il « gagne à être connu » et aimé. Tant de liaisons, insidieusement, se nouent ainsi... et se dénouent tôt ou tard !

Les attirances et les réserves échappent à la logique du conscient. Et les conseils de l'extérieur sont inutiles pour aller vers l'autre, pour le rencontrer et peut-être l'aimer. Notre inconscient, lui, sait. Il veut ou il ne veut pas. Il se nouera, ou pas, à l'inconscient de l'autre. Il en connaîtra – sans que nous les sachions – les points communs à notre histoire, les différences qui nous attireront. Ou les trop nombreuses ressemblances qui nous embourberaient dans des tendances qui déjà nous handicapent.

Hasard ou inconscient ?

Un couple se forme, une liaison se tisse, en totale ignorance du passé de l'un et de l'autre. Et puis, au fil de la connaissance que nous avons de chacun, nous nous apercevons que nos pères ont le même prénom, ou des autoritarismes ressemblants, voire qu'un même drame a agité nos deux familles ou qu'une même passion nous unit.

Des hasards, dit-on. Mais surtout des reconnaissances de nos inconscients, que nos consciences découvrent après.

Alors, ce désir inconscient, comment l'identifier, comment en être sûr(e) ? Eh bien nous revoilà dans notre compulsion à maîtriser les événements, à nous assurer de leur avenir et de leur but, alors que l'amour est tout sauf un contrat d'assurance. Ce qui ne nous empêche pas de nous y sentir en sécurité.

En fait, le désir inconscient nous mène sans s'énoncer de cette manière distincte qui nous rassurerait. Il est dynamique, il est autonome, il a plusieurs objets (ce qui n'est pas à confondre avec plusieurs partenaires...), il est actif dans tous les postes de notre vie. Les bonnes décisions, les tournants essentiels se prennent souvent naturellement. C'est après coup que nous réalisons leur importance, et comment ils ont infléchi le cours des événements. Quand l'inconscient est de la partie, quand c'est le désir qui nous pousse, l'action est déjà lancée avant d'être décidée. Et sa mise en route en est d'autant plus fluide et rapide.

Par exemple un chef d'entreprise, guidé par son désir inconscient de réussite, osera lancer sur le marché des produits audacieux, au succès improbable d'après des études faites à leur sujet.

Et ça marchera. Le désir inconscient est, dans cet exemple, ce fameux « flair » qui anticipe les modes, qui fait les grands talents et certaines fortunes.

Cela s'oppose à notre « idéal » judéo-chrétien qui, depuis deux mille ans qu'il opère, nous gère à notre insu – que nous soyons croyants ou non. Nous pensons que la difficulté est le plus sûr garant du succès. Ainsi en amour, et dans la rencontre : nous légitimerons des débuts laborieux par l'assurance d'une construction aux bases solides. Plus nous aurons sué et retroussé nos manches, mieux cela sera. Et tel un paradis qui nous attend, nous serons récompensés à la hauteur des efforts fournis et endurés. Ce que ne confirme aucune statistique, bien sûr.

La facilité avec laquelle les événements se déroulent nous garantit bien plus de notre « cohésion » psychique, de notre aisance dans l'instant, malgré le trac et l'émotion.

Nous sommes souvent pollués par les miasmes des superstitions quant aux rencontres trop simples, trop faciles, trop soudaines. Un vieux refrain nous répète qu'un retour de bâton nous guette, que ce n'est pas « ça ». Nous nous accrochons au mythe de la reconnaissance immédiate de notre moitié tout en nous méfiant de la simplicité d'un moment agréable.

Et pourtant c'est « ça », quand le désir inconscient nous porte vers cet autre – si réceptif – sans que la pensée se mêle d'imposer ses directives et ses tactiques. Et ce « ça » ne sera pas le prétexte à tous les désordres… sauf ceux de l'amour, en ce qu'ils ont d'émouvant, de stimulant, et d'étourdissant.

À chaque rencontre, on est un nouveau-né de l'amour

Aller à la rencontre de l'autre, c'est ne rien décider de cette rencontre, ne rien en penser, ne rien en attendre. Entreprise impossible, pensez-vous ? Non. Car cette attitude inconsciente est à distinguer de notre imagination qui, en toute conscience, vagabonde, échafaude, construit et défait.

L'amour est un voyage

Nous croisons une silhouette et hop, à toute vitesse nous visionnons la fameuse scène du film *Un homme et une femme*, dans une version personnelle et un nouveau contexte. Mais ces traversées-là du fantasme, de l'espoir, de l'envie aussi, ne sont pas des carcans rigides qui nous cloueront sur place. Elles ne nous empêchent pas d'être surpris. Car la rencontre est une surprise. Guettée d'un côté, elle arrive de l'autre. Aussi attendue qu'elle soit, elle sera sur le moment inattendue. Sauf, bien sûr, si nous nous enfermons inconsciemment dans un scénario auquel, quoi qu'il arrive et quelle que soit la rencontre, nous nous refusons de déroger.

C'est de ces décisions-là qu'il faut nous débarrasser, de ces impératifs auxquels notre angoisse de l'inconnu s'accroche. Elles nous interdisent de donner la pleine mesure de nos désirs et de leur puissance. Car l'amour est un voyage. Un voyage vers des contrées nouvelles, même si c'est la vingtième fois que nous aimons. Décider de son départ et de son arrivée, de ses escales, c'est d'emblée rater le vol qui nous embarquera vers un ailleurs.

En ce scénario bétonné de notre propre vie, inscrit d'avance, il y aura un autre, et des autres. Mais *la* rencontre, au sens fort du terme, sera peu probable. Car elle devra, pour se réaliser, déclencher des séismes qui ébranleront les conditions que nous posons à toute relation.

Un futur déjà pensé et prévu, en adéquation parfaite avec la vie « vraie », est strictement impossible. Il ne laisse aucune place à l'autre avec sa singularité, son imprévisibilité, son inconnu à connaître. C'est de cette tendance au « prévisionnel » – que nous avons tous plus ou moins – dont nous devons nous débarrasser. Ceci dès les premières amours – vécues en comparaison d'un idéal déjà dessiné – jusqu'à celles, plus tardives, de la maturité. Tout comme la jeunesse ne devrait pas s'encombrer de modèles (car même décider que son couple sera différent de celui de ses parents, c'est garder celui-ci comme référent et prendre le chemin de sa répétition inconsciente), la maturité doit elle aussi s'oser hors du « déjà vécu ». Même si les amours passées nous ont changés, si leurs réussites et leurs échecs nous ont transformés, nous n'en restons pas moins des nouveau-nés du sentiment. Un état qui, répétons-le, est moins « dangereux » que les certitudes dont nous nous bardons.

La sagesse de l'amour, c'est de n'en rien savoir

Annie, une femme d'une trentaine d'années, me dit avec rage être une éternelle adolescente au premier rendez-vous ; « Il serait temps que je grandisse enfin ! » Or, si elle a un atout, c'est bien celui-là. Si elle a une force, c'est cette virginité du sentiment.

Vivre une rencontre comme une première fois est le chemin le plus sûr vers l'amour. Les « routiers » du rendez-vous, qui les abordent en connaissance de cause (et même s'ils collectionnent pour certains les conquêtes), seront paradoxalement de grands prudents. Car ils évitent le gouffre d'inconnu qu'ouvre le sentiment amoureux. Ils côtoient, ils fréquentent, ils goûtent, mais ils n'aiment pas. Et si leur vie paraît libre, elle n'en évite pas moins la plus grande liberté : celle d'aimer, aux dépens de ce qu'il faudrait faire ou penser ; celle de tracer en toute indépendance les sillons d'un chemin avec un autre.

Le choix

Qu'est-ce qui nous pousse vers l'un plutôt que vers l'autre ? Qu'est-ce qui détermine notre choix ? Le choix de l'autre, de celui qui sera convoité avant d'être aimé, est au carrefour de notre imaginaire de l'amour, de nos références culturelles, et – surtout – de notre inconscient.

Si nous dessinons la confrontation entre l'imaginaire – c'est-à-dire le corps qui nous porte, l'image que nous avons de nous et de l'autre – et l'inconscient, cela donne ce schéma :

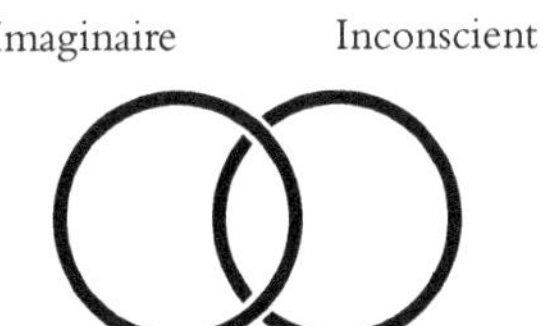

Les mystères de l'attirance

L'image, là où s'échafaude l'imaginaire, passe par-dessus l'inconscient. Notre vision, la façon dont nous voyons les autres, est sous-tendue d'inconscient. Ces autres – puisque l'inconscient ne se matérialise pas – sont donc l'expression visuelle, imagée, de notre inconscient.

Entre imaginaire et inconscient

Si par exemple nous aimons les bruns, cette préférence est au carrefour de ce que cette image nous évoque, et de ce que nous en ignorons. Ils nous sont agréables à regarder, ces bruns. Peut-être, aussi, sommes-nous inconsciemment attirés par eux à cause du mot « brin », à cause de l'expression « brin de poésie » qui, enfants, nous fascinait et que nous ne comprenions pas.

Cette sonorité « brin », prise là en exemple, est ce que l'on appelle un signifiant. Et notre inconscient grouille de ces signifiants, des signifiants qui n'ont aucun rapport obligé avec la réalité de leur sens. « Brun » et « brin » n'ont pas la même signification, mais ils peuvent se rejoindre en notre attirance éventuelle pour cette couleur de cheveux. Leur conjonction est le lieu d'interaction entre notre imaginaire – notre image de l'autre – et notre inconscient.

Prenons l'exemple des affinités sociales. Il est des cas, plus nombreux que nous le croyons, où en toute conscience nous nous reconnaissons d'un certain milieu (avec les affinités qui vont de pair) dans lequel nous cultiverons les occasions de rencontres.

Or il arrive que - justement - notre choix se porte sur celui ou celle qui n'avait rien à faire dans cette soirée, et que des circonstances avaient conduit là par hasard. Et voilà cette volonté consciente d'intégration contrariée par un élan qui n'hésitera pas à briser le joug d'une culture de classe. L'inconscient de notre attirance aura bouleversé un principe consciemment admis.

Choix conscient ou choix inconscient ?

À l'inverse, des rébellions menées ouvertement contre tel ou tel milieu ne nous empêcheront pas de jeter notre dévolu sur une personne qui en est la représentante manifeste : nous nous méfions des artistes, parce que notre père l'était et que son inconstance a jeté des ombres sur notre enfance... et voici que nous rencontrons un chanteur. Nous ne nous intéressons pas aux conflits religieux, nous sommes même persuadés de notre grande tolérance et de notre ouverture d'esprit. Or la jolie jeune fille que nous avons invitée à dîner est juive - nous l'ignorions - alors que nous sommes musulman. Et le tollé provoqué par notre coup de foudre va bousculer nos idéaux et nos rapports familiaux, mais surtout notre assurance.

Ce sont là des exemples très généraux, et fort courants. Ils dénoncent le contrepoids du choix par rapport à l'intention initiale, consciemment pensée. Ces exemples sont situés en cette zone, dessinée plus haut, où l'inconscient recouvre le conscient.

Le « hasard » joue aussi dans le sens des rêves les plus tenaces : il est fou de musique classique et il en adule, sans les fréquenter, les interprètes dont il admire le travail et le talent. Il *la* rencontre, elle lui plaît. Ce n'est qu'après qu'il apprend qu'elle est violoniste. Il en est tourneboulé. Dans ce cas, les trois zones se rejoignent : la pensée consciente de ce qu'il aime, l'imaginaire de la musicienne – son mythe – et l'inconscient du désir qui le dirige vers la personne rêvée.

Quelles que soient les circonstances les plus extraordinaires ou les plus improbables de la rencontre, il semble toujours, après coup, qu'elle devait de toute façon se faire.

La rencontre de deux inconscients

« L'inconscient est un savoir insu à lui-même », disait Lacan. C'est-à-dire que nous portons en nous une connaissance que nous ignorons, et que notre choix de l'autre à l'occasion révèle.

> Notre poupon préféré s'appelait Nicolas, comme le bel homme que nous n'osons regarder et qui nous dévore depuis une heure de ses magnifiques yeux azur. Mais cela, nous l'apprendrons plus tard, quand il aura - enfin - osé nous aborder. Notre inconscient, lui, le savait déjà. Il avait reconnu son « signifiant ». Et ce même Nicolas (le vrai, pas le poupon), pour d'autres raisons tout aussi ignorées, se reconnaîtra en notre histoire.

Notre esprit s'en défend, lui qui pourtant voudrait rationaliser les affinités, les anticiper, les expliquer.

Sont également flagrantes certaines incompatibilités, incompréhensibles de l'extérieur. « Pourtant ils avaient tout pour se plaire », entend-on de tous côtés. Peut-être étaient-ils « faits l'un pour l'autre », intellectuellement et physiquement, c'est-à-dire du côté de l'esprit et de l'imaginaire. Mais pas inconsciemment. Et leur rendez-vous arrangé a été un splendide fiasco. Rares sont les entremetteurs dont le talent est tel que l'inconscient participe à l'entreprise…

Toutes les certitudes « théoriques » de nos préférences (« Je ne pourrai aimer qu'un homme qui soit comme ci ou comme ça ») sont l'espoir inavoué – car inconscient – de résister à ces déterminants ignorés qui nous manipulent.

Les impasses du choix : la dictature d'un signifiant

Si la vie a offert son lot d'amours et de rencontres diverses, et qu'aucune n'a abouti à cette stabilité tant espérée, il en reste une sensation de répétition, l'impression d'avoir tourné en rond malgré des partenaires radicalement opposés, des métiers différents du tout au tout, des modes d'existence incomparables. Cette répétition sera le symptôme d'un déterminant – un signifiant – auquel s'accroche le choix, quel qu'il soit. Un déterminant autour duquel s'est cristallisé un processus amoureux qui mène à l'échec. Le travail de l'analyse sera de repérer ce signifiant pour s'en décrocher, s'en libérer.

Ces signifiants, dans l'inconscient, sont notre lot d'humains. Ils sont la caractéristique des êtres parlants que nous sommes. Ils deviennent obstacles lorsque nos actes sont aliénés à l'un ou plusieurs d'entre eux, quand sans le savoir nous les répétons incessamment, sur la base d'un sens unique.

Ces signifiants nous constituent. L'un des plus significatifs est notre prénom : on n'est pas le même selon que l'on se prénomme Jacques ou Stéphane, Jeanne ou Mathilde. Et ces signifiants sont comme des ponts sous lesquels passent des sens différents, propres à l'histoire de chacun(e). C'est bien pourquoi tous les Jacques ne sont pas identiques.

Notre aisance dans la vie pourrait se comparer au débit, contrarié ou non, de cette rivière de sens, à son joyeux courant ou à ses eaux croupies.

Un signifiant bloqué sur un seul sens, comme un axe autour duquel s'articule et échoue la vie amoureuse, est une rivière bloquée dans un sas. Son eau va stagner. Elle va peut-être se transformer en marais, dans lequel nos amours vont s'engluer. Le cours de cette eau peut aussi se détourner, s'écouler ailleurs. Le lit de la rivière sentimentale sera vide, mais la libido refoulée se défoulera tout entière dans la vie professionnelle. Et même si ça fonctionne – socialement parlant –, il n'en restera pas moins le goût d'une compensation frustrante.

Ces eaux, barrées d'interdits, de peurs et de complexes, peuvent aussi s'accumuler en une masse grondante, menaçante. Jusqu'à provoquer de force – un jour – un passage dont le courant emportera tout, qui fracassera le barrage, qui détruira les berges. Ce sera « le pétage de plombs », le défouloir d'actions inconsidérées, les impatiences qu'il ne fallait pas avoir au mauvais moment. Ou, si la puissance de ces eaux retenues se retourne contre soi, s'ensuit la dépression, cette impression terrible de se noyer dans un verre d'eau : je suis débordé(e) par la crue de ces pulsions qui n'ont pas trouvé leur issue.

Se méfier des sens uniques

Dans le cas d'un signifiant bloqué sur un sens unique, comme une photo, l'imaginaire – c'est-à-dire la façon dont j'imagine et agis ma vie – sera aliéné à l'inconscient, à ce signifiant de l'inconscient.

Le rapport sera donc celui-ci :

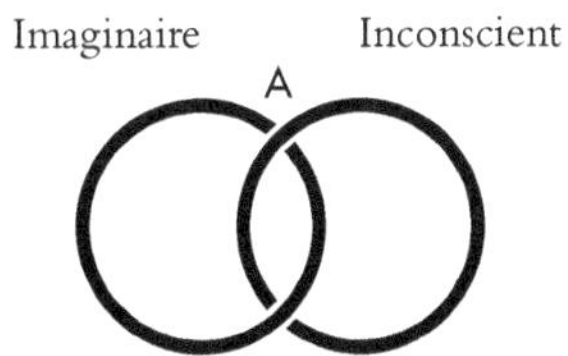

Les deux anneaux, en ce cas, sont liés, accrochés l'un à l'autre. Le point A désigne ici le sens auquel sont assujettis nos actes, nos choix, nos réflexions, ce sens qui fait barrage.

Nathalie, même si « elle avait tout pour elle », collectionnait les échecs sentimentaux. Jamais cela ne marchait, et à chaque fois pour la raison suivante : les hommes qui l'attiraient se révélaient tous d'une avarice pathologique, quand elle-même dépensait sans compter. Le conflit était inévitable.

Au fil des séances d'analyse et de l'association libre de ses propos surgira ce souvenir, cette phrase de sa mère qui, lui confiant la garde de son petit frère, lui répétait : « Je compte sur toi. » La signification de cette phrase – à l'âge qui était alors le sien – restait obscure, mais vaguement menaçante. Car l'intonation de la voix maternelle était grave. Elle sonnait comme une sentence qui un jour l'accablerait. Et même s'il n'était jamais rien arrivé de fâcheux au petit frère, la fillette était certaine d'avoir à payer un jour le prix de lacunes implicites.

Plus tard, dans sa vie de femme, les comptes effectivement se faisaient sans cesse. Les hommes qu'elle côtoyait comptaient et mégotaient sur le dos de ses plaisirs propres. Et ce scénario, d'une rencontre sur l'autre, la rattrapait.

Dans ce cas, le point A était ce « compte », et son sens de punition. En étant hissé au conscient, ce sens a perdu de sa toute-puissance. D'autres sens ont pu se glisser sous le mot « compte » et l'extirper de ce rapport désespéré à l'argent. Comme Nathalie était sortie de la spirale de l'échec assuré, le panel de ses rencontres devint plus varié.

Le sens du carrefour a changé :

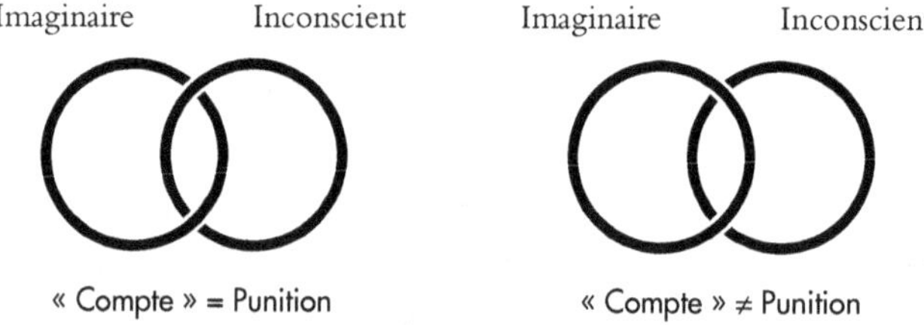

Le mot « compte », en étant énoncé, s'est dégagé d'un sens unique. Les anneaux sont devenus libres. Cette femme n'est plus conditionnée par ce seul signifiant.

Un choix sous influence

Nous sommes ainsi *agis*, dans le choix de l'autre que nous aimons (ou que nous aimerons) par tout un réseau de signifiants : certains qui – à l'exemple du mot « compte » – nous ligotent, et beaucoup d'autres dont les sens changent, circulent, se croisent et se décroisent. Jusqu'à désigner celui ou celle qui nous attirera.

À cause de cela il est impossible de mettre en système la formation d'un couple, d'en faire un tableau. Car ce ballet des signifiants nous est inconscient. Et remonter, quand cela est nécessaire, à la source de ces dysfonctionnements, ce n'est qu'entrevoir une infime part d'un tout qui ne se délimite pas.

Cet autre que nous choisissons qui, nous l'espérons, nous choisit aussi, n'est pas seulement élu consciemment. Notre inconscient nous mène vers lui, même si (comme dans le cas précédent) cette élection est une impasse. Or, de cette impasse – si nous l'identifions –, nous pouvons nous extirper. Nous pouvons, en la connaissant, ne plus nous y engouffrer.

Le « bon » choix : la « bonne » personne ?

Quelle est donc cette peur, énoncée d'emblée chez les jeunes gens, de ne pas faire le bon choix ? Quelles réponses à cette interrogation en soulageraient l'angoisse ?

Qu'est-ce que le « bon choix » ?

Posons déjà la question de sa signification : qu'est-ce que le bon choix ? En fonction de quoi est-il bon ? Et en fonction de qui ?

Faire le bon choix, chez une jeune personne, c'est souvent et d'abord ne pas vouloir répéter les erreurs de ses parents, leurs compromis, leurs frustrations.

Pour une personne plus mûre, qui a déjà aimé et/ou vécu en couple, c'est ne pas recréer des rapports qui conduiraient aux mêmes conflits, aux mêmes voies de garage.

Bref, dans chaque cas, c'est vouloir échapper à ce qui a déjà été et qui a déjà échoué, preuves et démonstrations à l'appui.

Mais si ces choix précédents étaient « mauvais », ils n'en avaient pas moins leurs « bonnes » raisons inconscientes. De bonnes raisons qui, même si elles n'avaient pas procuré de bien-être dans la réalité, ne s'abandonnent pas si facilement.

Nicole ne se liait qu'avec des hommes qu'elle n'estimait pas, des hommes qui la frustraient et dont les intérêts étaient à l'opposé de ses passions, des hommes auxquels, cependant, elle s'accrochait désespérément. Car elle était inconsciemment tenue par ce modèle intouchable : celui du couple de ses parents, qui dans son imaginaire incarnait l'Amour absolu et inégalable. Pour inconsciemment préserver cette référence, elle vivait dans la réalité des liaisons décevantes qui, au moins, ne délogeaient pas ce couple idéal de son socle.

À l'instar de ce point A de croisement entre les deux cercles de l'imaginaire et de l'inconscient, ces raisons – comme le mot « compte » – ont leur fonction. Et le psychisme répugne à quitter un état, même bancal, quand celui-ci s'est organisé autour d'une fixité familière.

Prenons le cas d'un couple parental sur lequel les enfants pointent du doigt, et du verbe, ce qui ne va pas et ce qui serait à faire : ils ne se privent pas de jeter à leur mère « tu n'as qu'à le quitter s'il te trompe ». Une remarque qui, bien que de « bon sens », n'a aucun effet. Car cette mère est avec ce père pour des raisons inconscientes, leur choix s'est noué de signifiants par eux-mêmes ignorés. Le « tu n'as qu'à » ne peut pas fonctionner, car le lien est inconnu, et tenace. L'argument rétorqué du « je suis restée avec lui à cause de vous [*les enfants*] », si souvent invoqué et si peu valable, est le paravent de cette aliénation inconsciente, de cette interdépendance – à la manière des cercles accrochés – auquel ce couple ne peut renoncer, et qui depuis tant d'années le structure.

Différence et ressemblance

Clamer sa différence, dans le cas des enfants révoltés contre leur modèle parental, c'est souvent – et inconsciemment – conforter sa ressemblance. Ressemblance à une image d'adultes, à un mythe qui fut le tuteur des jeunes années.

Le « bon choix » serait celui qui obéit à cette référence imaginaire. Il serait le choix d'un autre qui ressemble à ce *grand Autre* – avec une majuscule – qui fut ma première autorité, mon modèle, et que l'oubli et le souvenir ont relégué dans l'inconscient où il occupe une place prépondérante. Ce grand Autre n'a rien à voir avec le père ou la mère de la réalité : il s'est construit autour d'une omniprésence originelle qui, en fait, n'a jamais existé. Il est un fantasme de toute-puissance que mes éducateurs, aux premiers temps de mon existence, ont incarné. Et ce fantasme, si dans la réalité je l'anéantis en critiquant mes parents, il m'est difficile d'y renoncer dans l'inconscient.

On ne peut jamais, dans l'inconscient, se débarrasser tout à fait de la référence à ce grand Autre. Et, dans la réalité, la rejeter absolument ou la chérir tendrement, c'est en confirmer la dépendance. C'est ne pas laisser d'espace où, au-delà de cette généalogie qui est la nôtre, au-delà de notre histoire, nous ne sommes pas seulement constitués de ce passé parfois si lourd. Il existe un espace, dans l'inconscient, où s'exerce notre singularité, notre différence. Un espace qui nous décolle de ce grand Autre auquel notre « bon choix » – malgré nous – fait référence. Cet espace est celui d'où jaillit notre désir. Le désir sera le troisième élément qui libérera nos choix de la seule référence imaginaire à cet Autre. Cet Autre pouvant être, comme pour Nicole, le couple idéal – et imaginaire – de ses parents.

Car ce déterminisme inconscient, s'il est seul opérant, est voué à l'échec : cet idéal n'a jamais existé, et il nous empêche d'inventer un amour qui serait nôtre, qui serait mien.

Le désir qui peut me sauver de cette emprise inconsciente n'est pas le désir d'un couple défini, un couple pensé et comparé à ce que je connais. C'est un désir d'aimer, tout simplement. Un désir de rencontrer l'autre, de se lancer dans l'inconnu des sentiments qui vont se tisser.

La « bonne personne »

La bonne personne ne peut être que celle qui me donne l'envie d'oser, de créer mon bonheur en dépit des modèles, en dépit de ce qui – je crois – serait le mieux pour moi.

La bonne personne ne peut se référer à aucun code, à aucune statistique ou donnée sociologique. La bonne personne est celle que, sur l'instant, j'ai envie d'aimer.

La « bonne personne », telle que je l'imagine avant de la rencontrer, est un mythe qui m'installe dans une permanence. C'est, d'un point de départ, aller vers un point d'arrivée – le couple parfait – duquel, j'en suis certain, je ne bougerai plus. La « bonne personne » est une variante de cette moitié de moi-même retrouvée, qui m'installe en objet entier, sur le socle immuable de ma destinée. Conception qui m'assure d'un amour posé sur un piédestal, sans que l'autre et moi y travaillions.

Or la vie n'est que mouvement : nous sommes des idées en mouvement, des pensées en mouvement, même nos passés sont en mouvement. Et nous tentons constamment, à notre insu, de nous placer en situation de permanence, d'éternité.

Notre corps bouge ; il a ses biorythmes. Notre esprit est en activité, notre inconscient est dynamique, et nous fantasmons un carrefour de ces trois instances d'où nous saurions ce que nous sommes, qui est l'autre, et ce qu'ensemble nous faisons. Avec la garantie que la « bonne personne » d'aujourd'hui l'est pour toujours.

De la bonne personne à la bonne relation

Tentons de nous débarrasser – du moins consciemment – d'une recherche de l'autre en cette optique du bon choix, et d'un amour à la pérennité assurée. Car c'est le moyen le plus sûr de planifier notre vie sur le calque de nos références inconscientes, et de reproduire les ratés que nous critiquions.

La bonne personne n'existe pas. Il n'est que le désir d'aimer, en l'instant, qui soit bon et qui fasse de la personne rencontrée la « bonne ».

Cette légèreté apparente demande un grand courage : mettre en doute nos certitudes, nous lancer dans l'aventure d'aimer sans savoir, quelles que fussent nos expériences ou celles de nos ascendants.

Si la bonne personne est une chimère, la bonne relation, elle, est possible.

Et en étant vécue au présent et sans références, elle s'inscrira plus sûrement dans le temps.

Besoin, demande, désir : ne pas confondre !

Choisir quelqu'un, ou plus précisément être porté par un choix qui nous met en face de cet autre, c'est être agité d'élans divers et quelquefois contradictoires.

Définir besoin, demande et désir

Il faut distinguer trois directions qui, si elles se confondent, sont radicalement différentes : le besoin, la demande, le désir. Car ce qui détermine mon choix de l'autre parfois s'empêtre entre ces trois notions.

Le Besoin se compare à l'appétit : on a besoin de manger pour vivre, et le corps le manifeste par des crispations de l'estomac et des gargouillements. En revanche, le besoin assouvi est source de jouissance. Manger lorsque l'on a faim est un soulagement, un vrai bonheur. Le besoin se ressent sans que l'autre soit encore impliqué. C'est à la rencontre de cet autre que le besoin d'amour va devenir demande.

La Demande est ce que j'énonce et que je fais entendre à l'autre. Mais si je ne formule pas cette demande, j'attends de l'autre qu'il y réponde implicitement. J'attends de lui les mots que je veux entendre, qu'il m'aime comme je rêve d'être aimé(e), qu'il me donne du courage… Je demande à la vie de m'être douce, et qu'elle satisfasse mon besoin d'amour.

Le Désir – qui je le répète n'est pas à entendre au sens génital et réducteur du terme – est le déterminant, le moteur, le tenant et l'aboutissement de l'amour. Le désir est ce qui jaillit de la demande lorsque le besoin est satisfait.

Une demande forcément inassouvie

Le besoin se comble. Une faim s'assouvit, un besoin de tendresse aussi. La demande, elle, est incommensurable. Aucune offre ne pourra jamais y répondre complètement, aucune relation ne peut satisfaire la demande d'amour au point de la faire taire.

Cette demande est manifeste chez le nourrisson : il réclame le sein, il le suçote sans vraiment se nourrir. Il n'a pas « besoin » de lait, car il est repu. Mais il demande encore et toujours ce contact avec sa mère, ce lien rassurant qu'est l'instant de la tétée. Rien ne pourra faire taire cette demande : il réclamera ce sein (ou le biberon) dont forcément il sera privé à un moment ou à un autre. Plus tard, lorsque l'enfant grandit et parle, il bombardera son entourage de questions sur l'origine du monde, la mort, la fabrication du pain, Dieu... autant de demandes qu'aucune réponse ne peut combler complètement. Car l'enfant teste alors cet infini de la demande à laquelle nul ne peut fournir de réponse absolue. Et c'est en découvrant que l'autre - le parent, l'adulte - ne peut colmater toutes les brèches ouvertes par sa demande que s'ébauchera chez l'enfant sa capacité d'autonomie, puisque l'autre n'est pas le dieu qui savait tout. C'est le décollement, dans la réalité, d'avec le grand Autre de l'imaginaire[1].

1. Ainsi, les parents ne doivent pas se sentir complexés s'ils n'ont pas toutes les réponses : C'est l'occasion pour l'enfant d'inventer les siennes.

Être seulement commandé par la demande (confondue au besoin) et non par le désir, c'est se retrouver dans la situation de l'enfant : celui-ci n'aspire qu'à répondre à la demande de ses parents. Il aimerait tellement obéir à l'idéal dont il entend l'exigence chez eux – qu'elle soit réelle ou imaginée ! À force de ne pouvoir combler cette demande, il tentera quelquefois de s'en dégager en faisant précisément le contraire, en étant exactement ce qu'on ne voulait pas qu'il soit. Ne pouvant obéir à cette demande imaginaire, il sera désobéissant dans la réalité.

Ne pas confondre besoin et demande

Quand besoin et demande se confondent, le désir étouffe, il n'agit plus dans une réalité qui est son exutoire.

Choisir quelqu'un, c'est quelquefois lui imposer cette confusion, et prendre en charge la sienne. C'est, dans la réalité, tenter d'être l'impossible satisfaction de l'autre, et exiger de lui qu'il soit la mienne.

Souvent cette structure inconsciente nous poursuit, elle supporte en la paralysant notre relation à l'autre. L'autre et moi rejouons alors ce rapport inconscient : moi, pour que l'autre m'aime, je m'échinerai (inconsciemment) à être ce qu'il attend de moi, c'est-à-dire à être ce qu'il veut que je sois. Et en retour j'en espérerai sa reconnaissance, et toutes les assurances de son amour absolu.

Mais, bien sûr, ce retour attendu est d'une exigence incommensurable !

Dicté par une demande supposée dans laquelle je m'engouffre, ce choix occulte la question du désir – de ce désir qui m'est singulier et qui me spécifie. Cela revient, sous couvert de l'aimer, à m'en remettre tout entier à l'autre, à son attente, sans que je participe à la création de notre relation.

Car comment savoir la demande de l'autre ? Comment y répondre ?

> Il me dit : « J'aime que tu sois féminine. » Mais de quelle féminité parle-t-il ? Il y a autant de féminités que d'individus qui la conçoivent. Et devant mes appas mis en valeur pour le satisfaire, s'il ne répond pas « tu es la femme incarnée » (ce qu'il répond rarement), je serai déçue et je lui reprocherai de ne pas me récompenser par des louanges à la hauteur de mes efforts...

Cet exemple, s'il est un peu grossier, n'en est pas moins fréquent. Cette confusion, cette démission de mon désir face à la demande de l'autre jalonne les étapes du chemin entre l'autre et moi. Elle intervient dans le choix, elle fausse les données de la relation. Si la demande en mariage du fiancé ne fait pas écho à un désir inconscient de la fiancée, et si, uniquement pour répondre à sa demande, elle dit oui, il y aura forcément frustration et déception. Or de telles confusions ne sont pas rares. Angoissé de ne pas être aimé, réconforté d'être « demandé », on est ainsi amené à accepter beaucoup de propositions sans désir réel.

Plonger d'emblée, et inconsciemment, dans la demande de l'autre, c'est faire l'épargne de son propre désir. C'est se poser en jouet passif, c'est interpréter un rôle par l'autre réclamé. Et c'est aller au-devant d'une mission impossible.

Une demande impossible à comprendre

Car cette demande, inconsciente, ne se formule pas explicitement. Ce que l'autre demande, c'est nous qui le supposons.

Dans la réalité, bien sûr, nous nous demandons toutes sortes de choses : nos numéros de téléphone, nos goûts et nos couleurs, nos lectures, des services, un renseignement… Mais dans l'inconscient, la demande à laquelle il s'agit de répondre est incommensurable, impossible à définir. Elle se mêle de fantasmes, des injonctions du grand Autre, de ce que je crois être, de ce que j'imagine que l'autre veut. En essayant de cerner cette demande, de nouveau je plonge dans l'angoissant fossé qui sépare l'énoncé de son sens, qui sépare ce que l'autre dit de ce que j'en entends.

Il a dit « j'aime bien cette robe ». Alors j'ai compris qu'il n'aimait pas les autres. Quand je les ai jetées, il m'a dit que j'étais folle. C'était pourtant à cause de lui, pour lui, que je m'en débarrassais…

Si ce schéma est radical, il n'en est pas moins typique de ces incompréhensions qui pourrissent la vie d'un couple.

Occulter son désir, c'est, vis-à-vis de l'autre, s'efforcer d'être à la mesure de ce qui lui convient et nous assurer sa reconnaissance, son amour en quelque sorte. C'est faire l'impasse sur ce que nous voulons, sur ce qui nous rendrait heureux ou heureuse, sur l'envie que nous avons ou non de cet autre.

Dans cette prétendue garantie, le couple s'installe sur un quiproquo. Et notre désir propre, qui malgré tout voudra se faire entendre, menacera à tout instant ce fragile édifice.

Si, au détriment de mon désir, je réponds à la demande de l'autre, ce n'est pas un autre et moi qui sommes en relation, mais moi et une demande, telle que je la suppose être portée par l'autre.

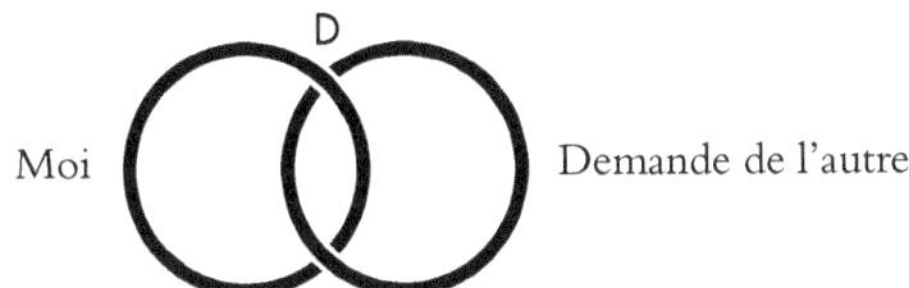

Comme le montre le dessin qui précède, il n'y a pas d'autonomie du sujet, ni de soi, ni de l'autre. Les cercles n'ont pas d'indépendance. Si je m'accroche à la demande de l'autre, notre rapport tient tout entier dans cette intersection. Et si je tire sur les deux cercles en sens contraire, ils ne se séparent pas. À moins que l'un d'eux ne rompe.

Cette interaction est précaire, angoissante. Elle est toute en tension.

Aimer, c'est quelquefois s'engouffrer dans une demande, et s'y accrocher, par peur d'exister indépendamment de l'autre. Et c'est une erreur !

Ainsi, Jeanne s'habille en rouge parce que Louis le lui demande. Elle ne se pose pas la question de ses préférences à elle, de peur qu'elles ne conviennent pas à Louis. Or le bleu lui va tellement mieux... Louis, forcément, aurait été séduit !

Si cette aliénation me garantit un lien, elle ne m'assure d'aucune solidité du couple. Car c'est un couple à l'évolution impossible, un couple sclérosé que tout changement met en péril.

Si Louis change tout à coup d'avis et de goût, voulant Jeanne vêtue de rose, c'est la panique. Sa garde-robe n'a pas prévu cette éventualité. Et Jeanne va se trouver piégée par cette nouvelle humeur qu'elle ne pouvait anticiper. Aucune mobilité n'est possible en cette manière d'aimer.

Quand mon désir ne participe pas au choix, à mon choix de l'autre, répondre à sa demande se résume à : « Je l'aime parce qu'il m'aime. » Et cette tentative de garantir mon choix ne peut qu'échouer.

Une proposition rassurante

En répondant à la demande de l'autre, je réponds à une proposition d'amour. Une proposition séduisante parce qu'elle est affirmée et donc paraît « certaine », alors que moi-même je suis si peu sûr(e) de mes sentiments…

Le bon choix, si je réponds à cette demande, n'est qu'un choix décidé par l'autre, celui qui me promet un amour de toute une vie. Dans mes inquiétudes de trouver quelqu'un, dans mon appréhension à m'engager sur les routes inconnues de mon désir, cette proposition peut être séduisante, et fort convaincante. Tentée, je confondrai ce que je crois être mon envie avec ce qui n'est que mon acceptation d'une offre confortable. Une offre qui m'épargne la « prise de risque » de mon choix personnel. C'est une offre d'amour, en contrepoint de cette demande, à laquelle je chercherai à répondre du mieux possible, pour ne pas la décevoir. Et je superposerai mon envie de satisfaire les attentes de l'autre – et de m'assurer ainsi de son affection – à mon propre désir, à mon choix de l'aimer.

Cette confusion marque toute histoire d'un mauvais départ. Car l'effort accompli pour répondre à la demande de l'autre réclamera bientôt son dû : « Je suis avec toi parce que tu m'aimes, et je fais tout pour être ce que tu me demandes d'être, pour que tu m'aimes encore et toujours. Alors prouve-moi à quel point tu m'aimes, prouve-moi que je suis bien ce que tu veux que je sois… »

Pas de réponse possible à cette soif-là, car elle est insatiable. Elle s'en remet toute au regard de l'autre... qui ne regardera jamais assez ni ne rassurera comme il faut.

L'assimilation – inconsciente – de mon désir à la demande de l'autre provoque ces tiraillements entre l'autre et moi, ces susceptibilités qui se cognent à trop d'attente, qui réclament sans cesse la démonstration d'un amour. Un amour comme récompense à mes efforts pour être celui ou celle que l'autre espère.

Le risque de passer à côté de son désir

Interpréter la demande de l'autre, c'est passer à côté de son désir propre. Un désir qui se manifestera tôt ou tard, au pire en faisant douloureusement valdinguer tout ce qui a été consciencieusement mis en place, comme des cercles qui se déchirent.

> Si Jeanne décide brusquement de porter les couleurs qui lui plaisent, ce sera comme un défi à Louis, ou comme une fin de non-recevoir. Si leur amour se loge tout entier là, en cette couleur arborée, leur couple ne s'en remettra pas.

Mais c'est aussi nier à l'autre un désir qui lui est propre, qui évolue, et qui m'échappe. En répondant à cette demande – qui, répétons-le, est pour l'essentiel imaginée –, non seulement je fais l'impasse sur mon envie, mais j'enferme également l'autre dans cette demande que je lui assigne. Je m'efforce d'être l'objet idéal de sa demande, et l'autre sera obligé d'incarner coûte que coûte cette même demande. Les supposées demandes et tentatives de réponses nous ligoteront l'un et l'autre. Dans notre relation, il n'y aura plus de place pour aucune improvisation.

Cette solution de facilité que semblait être la réponse à la demande de l'autre (facilité en ce qu'elle m'évite la responsabilité de mon choix) devient un écheveau inextricablement emmêlé où va se perdre le fil de mon désir. Tout fera obstacle, tout contrariera un épanouissement contredit d'avance. Et l'autre – pour qui je fais tant et de qui j'attends tellement – peut, d'idéal assuré qu'il était, se transformer soudain en ennemi juré. Parce qu'il n'aura pas rassuré mon attente, parce qu'il n'aura pas dit ce que je voulais entendre.

Par exemple si Jeanne, pour plaire à Louis, s'est toujours habillée de rouge, elle exigera en retour une attention de chaque instant. Une attente que Louis - qui n'en demandait peut-être pas tant - ne pourra évidemment pas satisfaire.

Comment construire une « bonne relation » ?

En amour, toutes les envies sont permises et sont possibles. À condition de ne pas en incomber à l'autre – réel ou rêvé – la mise en œuvre et la responsabilité.

Aimer, c'est choisir

Choisir l'autre c'est d'abord s'écouter soi, en ses mouvements d'humeur et de corps les plus intimes ; c'est d'abord oser son amour de l'autre, avant même l'assurance d'être récompensé(e) en retour. En prenant les choses à l'envers, en aimant l'autre parce que je suis sûr(e) qu'il (ou qu'elle) m'aime, je suis certain(e) de passer à côté de l'essentiel.

La « bonne personne » n'est pas celle qui d'abord m'aime. Est bon celui que – moi – j'ai envie d'aimer.

Choisir, c'est aller au-devant d'un autre que soi. C'est se risquer dans ces zones inexplorées que le sentiment amoureux va révéler. C'est se retrouver – à deux – au carrefour de sa vie passée, imaginée, de son passif, de ses succès, de ses démissions et de ses courages. C'est dépasser une pensée (et son lot d'a priori) qui n'est que la partie émergée de l'iceberg de son propre psychisme.

Le meilleur départ pour cette aventure, c'est de cesser d'en « connaître un bout » sur la vie, sur les hommes ou sur les femmes… Car l'autre et moi figurons la confrontation de deux univers singuliers et à eux-mêmes mystérieux. Des univers qui vont s'enlacer, se découvrir, mais aussi se heurter.

Pour aimer plus, pour aimer mieux, il faudrait se débarrasser de tout ce que l'on en croit, de tout ce que l'on en dit. Tel ménage n'est jamais complètement possible. Mais s'ouvrir à cette marge d'ignorance, c'est éviter la tentation de recettes : ces « trucs » qui nous garantissent un bon choix – par exemple ce rouge censé protéger le couple de Jeanne et Louis –, ces modes d'emploi qui nous abritent de nos désirs. Car nos désirs, lorsqu'ils agissent, lèvent tous les obstacles.

Le nœud borroméen

Être deux, à la rencontre l'un de l'autre, et en se choisissant l'un l'autre, c'est être comme ceci :

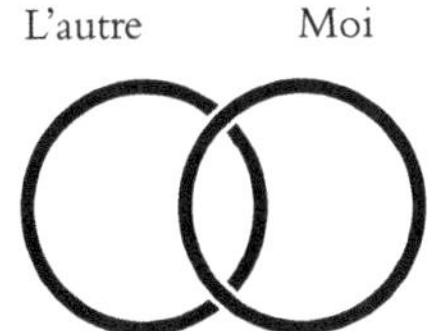

Écartez ces cercles et ils existent indépendamment l'un de l'autre. Ils ont les « moyens » de leur envie d'être ensemble ou non.

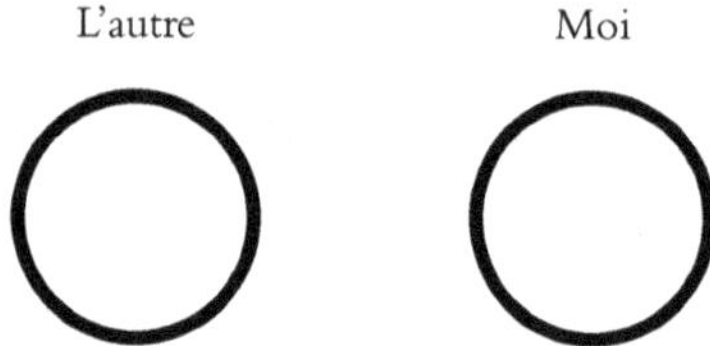

Et c'est le désir qui les unira, leur désir d'être ensemble, de s'être choisis. Leur désir de former un couple. Comme ceci :

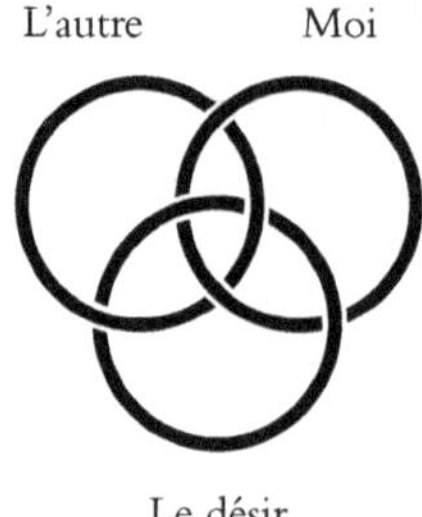

Ce nœud est appelé le *nœud borroméen*. Il est inspiré des armoiries de la famille Borromée, qui régnait sur les îles du même nom situées sur le lac Majeur, en Italie. Ces armoiries étaient faites de trois anneaux circulaires reliés en forme de trèfle et symbolisant « la triple alliance ».

Sigmund Freud d'abord, puis Jacques Lacan, furent frappés par la particularité de ce nouage : aucun des anneaux n'est accroché à l'autre, ils glissent les uns sous les autres et tiennent deux par deux grâce au troisième. Si l'on coupe l'un des anneaux – n'importe lequel –, les deux autres se séparent et la structure se défait.

Coupons par exemple l'anneau du désir (ne dit-on pas d'un désagrément qu'il a « coupé » l'envie ?) :

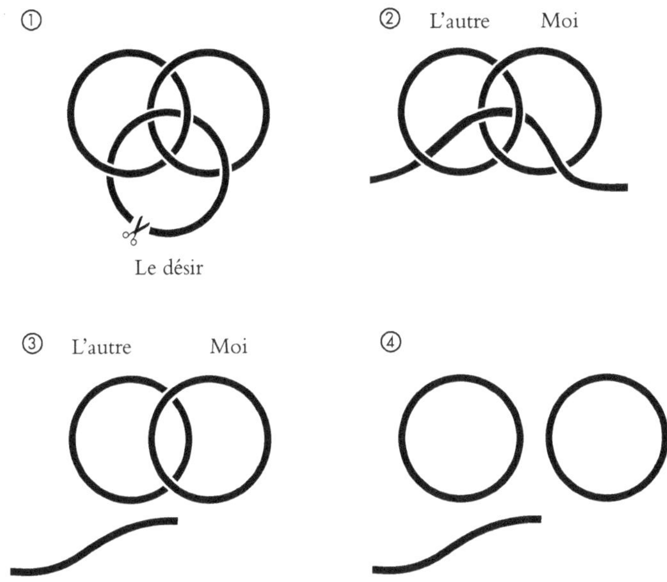

En ce cas, l'autre et moi ne sommes plus tenus ensemble par ce troisième anneau, celui du désir.

Lorsque le désir nous tient, l'anneau du désir passe sous l'anneau de l'autre, et par-dessus l'anneau du moi. Aucun cercle ne traverse un autre cercle, et pourtant le nouage est solide. La structure est bel et bien liée. Seule la perte du désir déliera l'autre et moi. (Répétons-le, il ne s'agit pas seulement du désir sexuel.)

Le désir, quand il œuvre à aimer, est notre plus bel allié. Issu de l'inconscient, il n'est pas maîtrisable, il nous est inconnu, il fissure sans cesse les parois bétonnées de nos certitudes. Il nous fait agir au-delà de la pensée.

Malgré nous, nous lui résistons, et cette résistance même fait partie de notre humanité. Mais nous en défendre de toute la force de nos préceptes, c'est nous protéger (au prix de frustrations bien réelles) d'un devenir. Un devenir qui, parce qu'il est imprévisible, nous effraie.

Mais en ces aléas de l'amour – ces influences inconscientes, ces réticences qui nous structurent, ce désir que nous bâillonnons ou qui nous pousse vers l'inconnu –, est-il possible de convoiter la durée, le « pour toujours et à jamais » ?

Chapitre

L'amour… toujours ?

Toute histoire amoureuse, toute liaison à peine amorcée se rêve dans la durée. Et c'est un rêve qui – en sa variante – continue de poser la question du bon ou du mauvais choix : cet autre que j'aime aujourd'hui, sera-t-il celui que j'aimerai demain ? Est-ce bien *lui* ? Est-il l'Autre de toute ma vie ?

Un rêve de permanence

Nous savons bien que ces questions n'ont pas de réponse : on peut espérer la durée, on peut la souhaiter de toute son âme, mais chaque jour qui passe ne peut anticiper le lendemain. La relation se vit au présent, et se déroulera – ou non – dans le temps. On peut se confier aux astres ou aux devins, seuls les faits confirmeront ou non les augures. Notre esprit le sait, notre analyse est rationnelle.

Et pourtant, malgré nous, la question surgit dès qu'une attirance nous entraîne dans son sillage. Cette question du temps nous taraude, nous inquiète, souffle les braises de nos espérances les plus élémentaires. Et si par miracle cette question nous épargne, repérons-la : nous l'entendons partout autour de nous. Le récit que nous fait notre meilleur(e) ami(e) d'une rencontre récente, et chavirante, est immanquablement suivi de cette suspension : « Je ne sais pas si cela va durer… » Réflexion qui en général est suivie de cette remarque raisonnable : « Enfin, ce n'est pas la question », parole où le bon sens a repris le dessus. Mais, entre-temps, un fantasme a pointé son nez. Il s'est posé l'inutile question qu'il ne peut contourner.

Une question inévitable

De quelle agitation cette question est-elle le paravent ?

Un amour peut être beau et ne durer que le temps d'un été ou d'un rendez-vous. Il est des brièvetés exceptionnelles, des rencontres éphémères et magnifiques, sans drame ni regrets. Elles n'en résolvent pas pour autant notre souci de la durée, elles n'atténuent pas notre espoir d'un amour pour toujours.

Humains que nous sommes, nous savons que l'existence offre son lot de mauvaises surprises qui – maladies ou accidents faisant – nous privent prématurément de l'autre, quelle qu'ait pu être la force de notre amour. Être vivant c'est forcément ne plus l'être un jour, et ne pas savoir quand viendra ce jour. Mais étrangement, dans cette question de la durée, ce n'est pas l'idée de séparation par la perte ou par la mort qui est envisagée… mais celle du désamour.

Ce mythe de la durée est encore une variante de l'amour selon Aristophane dans *Le Banquet* de Platon. C'est la configuration de l'autre retrouvé, de la part de soi recollée qui, plus fort que toutes les glus, nous reconstitue en une entité. Ce n'est pas se compter trois : l'autre, moi, et notre désir de nous aimer. C'est de deux, l'autre et moi, ne plus se compter qu'un. C'est reconstituer l'unité indivisible, que « seule la mort » séparera de nouveau. La brisure est alors extérieure, c'est le couperet si bien appelé « coup du sort ». L'autre et moi n'y pouvons rien.

Un fantasme d'éternité

En ce *un* retrouvé, la division ne procédera pas d'une remise en question du couple ou d'un coup de foudre de l'un pour un autre que soi. La fusion de ces deux moitiés est imaginée si réconfortante, si paisible, qu'elle ne peut pas conduire à la désunion, qu'il n'est pas possible de ne plus nous aimer ou d'aimer ailleurs. Cet amour est d'évidence l'Amour de notre vie, l'autre est cet Autre que nos rêves savaient trouver un jour.

Rien qui ne soit de notre initiative ne pourra ébranler cet édifice d'un amour éternel. Et c'est cela que cajole la question de la durée : avons-nous trouvé l'autre qui nous assurera, pour toujours, une vie sans doutes, sans remises en question, sans interrogations ? Une vie bâtie sur la certitude d'un amour inusable et invariable ?

À travers ces fantasmes auxquels se tiennent – plus ou moins fermement – nos imaginaires, nous retombons sur le mythe de la permanence. Permanence d'un amour, de l'espace qu'il occupe, des rôles qu'il nous attribue à l'autre et à moi. C'est la fable d'un amour vécu en autarcie, un amour que les événements extérieurs et contre lesquels nous ne pouvons rien – la maladie ou l'accident, par exemple – malmènent à l'occasion. C'est un amour intact, immuable. L'autre et moi le faisons et sommes faits de lui, et ses fondations sont immobiles. Cet amour est défini, il est posé, il n'a pas à s'inventer.

En cet espoir de durée, en ce rêve d'éternité, c'est le désir qui, inconsciemment, se voudrait assigné à un endroit dont il ne bougerait plus, d'où il ne nous dérangerait plus.

Un désir effrayant

Car le désir dérange. Le désir dérange car il nous implique : là où parle et agit notre désir, nous existons comme sujets. Nous sommes singuliers. Ce désir est ce qui nous fait actifs et acteurs de notre propre vie. Acteurs de nos amours. Poussés par notre désir nous circulons entre les contraintes, entre les codes et les lourdeurs du quotidien. Nous quittons cette position – à l'alibi confortable – de pantins ballottés par des circonstances sur lesquelles nous n'avons pas prise.

Le désir poursuit ses buts, trouve ses chemins, il n'a pas besoin que nous le prenions par la main.

Pourquoi le désir fait-il si peur ? Pourquoi ces fantasmes de moitié retrouvée, d'éternité assurée, sont-ils autant de couvercles pour *étouffer* ce qui nous caractérise en tant qu'êtres humains dynamiques et singuliers ?

Parce que ce désir, né d'inconscient et par lui recréé, nul autre que nous ne peut le ressentir : c'est nous qui le portons et c'est lui qui nous guide. Ce désir trace des routes dont personne, pas même cet autre qui nous aime, n'a en main la cartographie et les itinéraires les plus pratiques, les plus faciles. Ce désir nous rend libre : personne ne peut nous apprendre comme nous l'éprouvons, ce qu'il nous souffle. Il nous fait seul aussi, c'est-à-dire autonome. Et si intellectuellement nous admettons cette solitude comme notre lot à tous, une part de nous-même la rejette de toute la force de son imaginaire. C'est cette part, effrayée de tant de responsabilité – celle de sa vie – qui préfère s'en remettre à son « destin ». Un destin qui, s'il est clément, nous mettra en face de la bonne personne.

La durée comme entrave

L'assurance de la durée, c'est l'assurance d'un désir assagi, amorphe de satisfaction.

C'est le fossé comblé entre mon besoin et ma demande, c'est baigner dans un Tout qui ne laisse pas de place à l'envie. À l'envie de plus, d'autrement. C'est ne plus être sujet, ne plus être distinct, ne plus être différent de l'autre par un désir qui m'est propre et qui ne se définit pas, qui ne s'attrape pas. C'est faire l'épargne de son implication dans la relation, et se laisser vivre par cet amour dont l'éternité induira les codes et les étapes. C'est, à l'instar de Jeanne et de Louis, n'être soumis qu'à la couleur rouge, et ne pas se risquer à désirer ni à porter d'autres couleurs.

Ce refus d'autonomie n'est pas réfléchi. Car il est évident que nous rêvons d'une réalité sans entraves, sans chefs, sans hiérarchie qui nous accablent. Mais notre inconscient, quelque part, peut préférer cette aliénation à la prise en charge de notre vie.

Le fantasme de la durée est ce qui, inconsciemment, nous préserve de nous risquer au jeu incertain de l'amour. Puisque nous aimons une bonne fois pour toutes, nous sommes alors vissés en cette place d'aimés, et d'aimants, et cet autre nous renvoie la balle d'un échange parfaitement huilé.

L'autre et moi serions alors les points symétriques d'un cercle qu'aucun carrefour – comme autant de choix que la vie immanquablement nous propose – ne peut faire interférer :

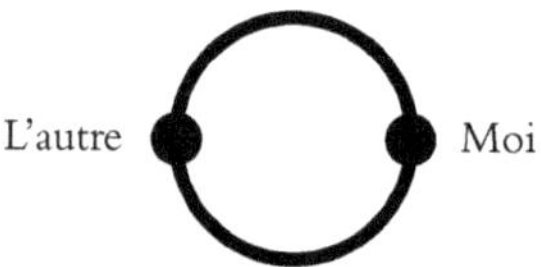

Sur ce cercle, le couple tournera sans fin, et sans désordre. Telle est du moins sa projection imaginaire.

Ce cercle, c'est aussi ce qui figure la névrose : un fil noué à lui-même, un système qui tourne en boucle et que la réalité ne peut intercepter. Réalité sur laquelle – de ce fait – le névrosé n'a pas de prise, dans laquelle il perd pied. C'est une vie qui (quelle qu'en soit l'apparente diversité) patine sur elle-même, et toujours sur le même mode. C'est un schéma qui se répète indéfiniment, où la rencontre avec l'autre sera forcément manquée.

Car une rencontre supposerait une improvisation hors de cette routine, une rupture de cette circularité, un pont jeté de l'autre à moi. Mais cette symétrie parfaite ne le permet pas : si l'autre et moi sommes embarqués dans le même ronron, jamais nous ne nous rejoignons.

La réalité : le contraire de cet « idéal »

Il n'est pas illusoire d'espérer un amour qui résiste au quotidien, qui traverse les épreuves et s'inscrit dans le temps. Caresser le projet de cet amour-là entre l'autre et moi n'est pas vain. Mais « l'idéal » qui est ici dénoncé est celui d'un amour passif comme garant d'une durée. Une passivité à l'abri de laquelle l'autre et moi n'avons pas d'existence véritable, pas de désir propre, où seule nous définit cette permanence.

Réapprendre l'amour à chaque instant

Cette symétrie idéale de l'autre et moi, sur ce cercle, est une chimère en conflit avec la réalité. Elle nous nie dans notre dynamique de vie, elle nie l'autre en sa différence. Donc elle est invivable.

Aimer, et faire que cet amour dure, c'est réapprendre l'amour à chaque instant. Réapprendre l'autre. Se réapprendre soi. Et s'oublier aussitôt.

La durée, dans la réalité, est possible. Mais elle existe autrement que sur la base d'un compromis où chacun s'accommode d'un quotidien qui pourrait être pire, qui en tout cas se voit préféré à une solitude redoutée.

« Durer » dans la réalité c'est à l'inverse, dans l'inconscient, renoncer à toute idée de permanence, de « pour toujours », de « bon choix », de « bonne personne ». Autant de principes qui nous tiennent chaud et nous rassurent d'un décor en trompe-l'œil. Car une vie, pour tendre concrètement vers l'idéal, doit faire le deuil des idéaux imaginaires.

Les échecs de notre vie – les échecs amoureux en particulier, qui sont les plus douloureux – se révèlent, à l'analyse, s'être nourris du terreau de ces principes imaginaires.

Michèle souffre terriblement de l'infidélité de son mari, sans pour autant trouver le courage de le quitter. Elle est tenue - inconsciemment - par ce préjugé qu'« un homme va toujours voir ailleurs ». Un principe auquel, depuis des générations, les femmes de sa famille se sont accrochées tout en maintenant les apparences.

Si l'homme qu'elle rencontrait la voulait comme épouse et amante, s'il n'était pas volage, l'aventure pour elle serait inconnue, et cet homme un mystère. Malgré elle, et sans le savoir, Michèle préfère ses tourments familiers à un amour dont elle ignorerait les chemins et les détours. C'est en prenant conscience de cette commodité qu'elle se débarrassera de cette fatalité et qu'elle pourra quitter, si bon lui chante, celui qui la trompe.

Ces principes - comme celui de l'homme infidèle - valaient mieux pour Michèle que le vide angoissant d'une relation à inventer. Or c'est de ce vide que naît le désir.

Improviser le couple

C'est en improvisant que l'on accède au savoir de l'amour, au secret de sa durée. Car ce savoir-là ne s'enseigne pas. Aucune théorie, aucune thérapie ne le fournira en prêt-à-porter, aucune expérience par d'autres rapportée n'en fournira la connaissance.

Ce savoir est « insu à lui-même », comme le définit Lacan, car il est inconscient. Et en lâchant prise sur nos vagues idées – souvent trop précises –, sur nos principes imaginaires et nos théories intelligentes, ce savoir se rencontre et se vit sans que l'on sache que c'est lui qui nous guide.

Ce savoir est une invention personnelle et inconsciente. Et non seulement il s'invente de soi à soi, mais l'autre aussi est le créateur et l'instigateur de son propre savoir, l'instigateur et le jouet de son propre désir.

La durée d'un couple dans le temps, ce n'est pas l'installation d'un sentiment amoureux, comme un contrat sur des bases où chacun se reconnaîtra et s'appuiera. Un couple dure de cette création indépendante et quotidienne de son désir, à l'autre et à soi. Et cette création n'est sûrement pas intellectuelle : elle serait sinon du côté de la « bonne intelligence », dont l'amour n'a que faire. C'est une création de soi qui se confronte à celle de l'autre, au fil et à la surprise de chaque jour.

Cette création n'est pas intellectuelle car vous ne la lirez nulle part. Aucune méthode ne vous l'apprendra. Sa base en est la conviction intime – car vécue – que nul autre que vous ne connaît l'amour, car personne n'aime comme vous aimez. Même cet autre, que vous chérissez, ne vous aime pas comme vous l'aimez. En cette différence entre l'amour que vous portez et celui que vous recevez, en cet écart-là se loge la création de votre relation, à l'autre et à vous. Mais là aussi se logent vos angoisses.

Vous voudriez être tellement sûr(e) de ce que l'autre pense, ressent, de la façon dont il vous voit et vous perçoit ! Mais aucune carte génétique, aucune statistique, aucun outil psychologique n'en donnera jamais le sésame. Aimer et être aimé(e) c'est, de cette différence impossible à résorber entre l'autre et soi, créer une relation d'amour à la mesure de leurs désirs propres et réciproques.

Le « nouage » d'un couple

La durée, quand elle est projetée et fantasmatique, c'est de deux ne plus faire qu'un (eh oui, encore !) et nier l'indépendance des deux anneaux – l'autre et moi – pour les accrocher ensemble, les recouvrir l'un de l'autre jusqu'à occulter leur différence.

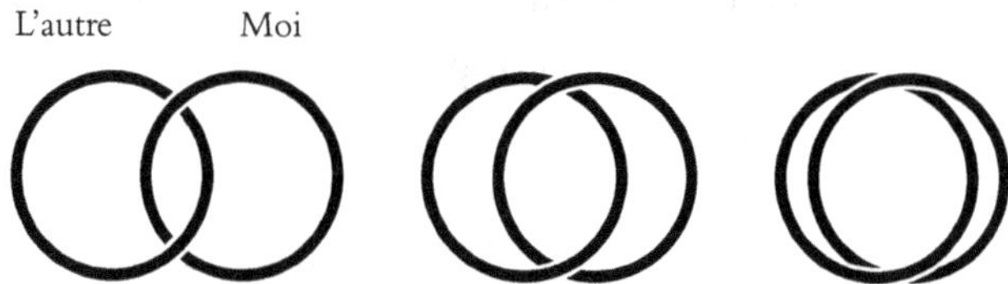

Cette figuration de l'autre et moi est plus proche de la confusion des genres que d'une relation entre deux individus distincts. Or, aimer, c'est se compter trois. Il y a moi, il y a l'autre, et un troisième anneau créé par notre désir d'être ensemble : le couple, qui va nous lier l'un à l'autre.

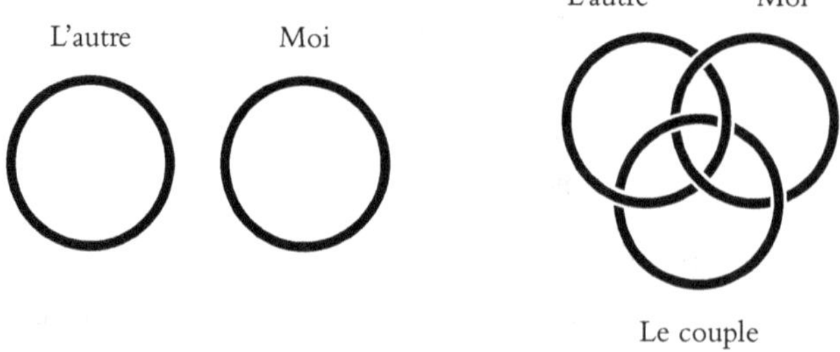

Chacun, alors, a un rapport sans intersection au cercle du couple, sans interdépendance entre l'autre et moi. Pourtant distincts l'un de l'autre, nous nous rencontrons. Au sens physique du terme nous nous « mélangeons ».

Mais s'il y a mélange des corps, confusion des sens, il n'y a pas confusion de son désir. Cette confusion dans laquelle je ne démêle pas ce que je veux de ce que veut l'autre. En cette rencontre de nos désirs, je sais que je veux l'autre. Et l'autre sait qu'il me veut.

Moi, l'autre et le couple

De ce « moi » distinct de « l'autre », de cette envie que nous avons, et chacun à sa façon, de créer quelque chose ensemble – une vie, une famille, un bout de route se créera une troisième entité : le couple. Qu'il soit officiel ou non.

Ce troisième anneau, pour chacun, se rencontrera ainsi :

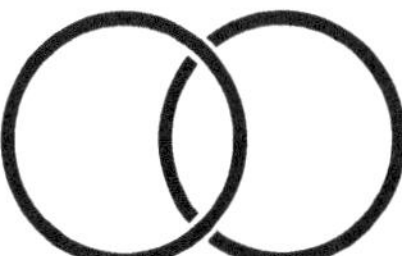

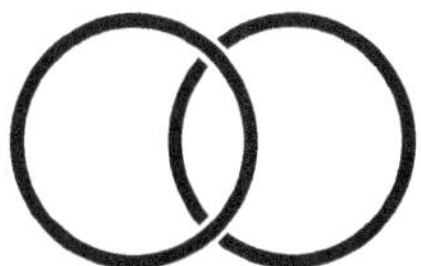

Les zones de rencontre entre moi et le couple, entre l'autre et son couple, sont la part que chacun prend à cette création.

C'est-à-dire qu'aucun de nous – ni l'autre, ni moi – ne façonne tout à fait ce couple. Nous le rencontrons, nous y participons, nous en faisons partie en nos zones d'intersection. Mais le couple ne nous contient pas complètement, ni l'autre ni moi. Aucun de nous n'est entièrement défini par lui.

Et les trois anneaux, sans pour autant dépendre l'un de l'autre – au sens de l'accrochage – ces trois anneaux, en se rencontrant, vont alors se nouer.

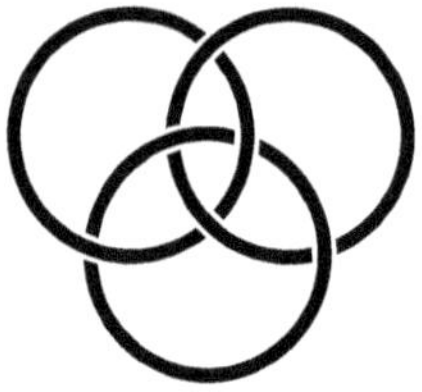

L'autre Moi

Le couple

En ce nouage borroméen, chaque anneau est dynamique et autonome. Et ces anneaux sont tenus deux par deux grâce au troisième. C'est le couple qui nous lie, l'autre et moi, sans que nous dépendions de lui, sans que nous dépendions l'un de l'autre.

Car le couple ne nous absorbe pas, l'autre et moi. Nous sommes – aussi – un couple, mais nous existons au-delà de lui. Et l'autre et moi sommes distincts. Et de nos distinctions, un désir s'élève et bouillonne. Désir de nous aimer, de nous comprendre, et de tenter l'aventure de la vie ensemble.

Être singulier dans le couple

Il est généralement mal vu de s'envisager, soi, sous l'angle de sa singularité. Cette singularité qui pourtant fait ma différence et mon autonomie. Car elle est aussi – et nous détestons cette idée – ma solitude. Car cette singularité m'empêche d'être totalement compris par l'autre, au sens d'être « pris ». Elle empêche que dans le borroméen nos anneaux se superposent et se confondent. Nous ne sommes pas pareils. Et si nous l'étions – une éventualité impossible – la structure ne tiendrait pas.

C'est seulement dans cette autonomie assumée qu'est possible la rencontre avec l'autre, la rencontre au sens le plus passionnant et enrichissant du terme. Car en existant, moi, je peux considérer l'autre, je peux l'écouter, je peux apprécier et aborder nos différences.

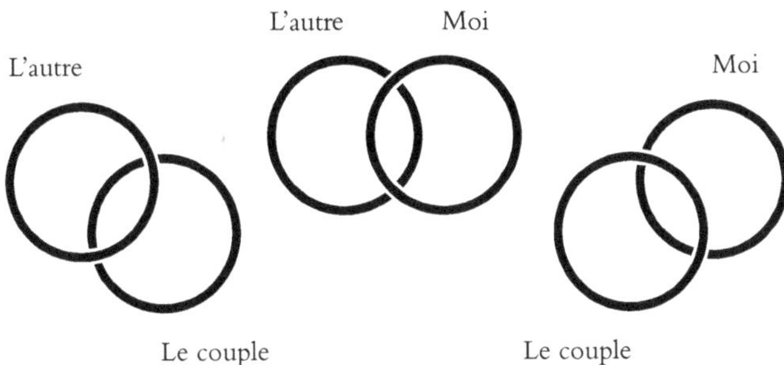

Aucun des anneaux n'est accroché à l'autre. Ils sont libres deux par deux, et tiennent – solidement – grâce au troisième. En ce nouage il y a mobilité effective, toujours possible, puisque même noués ensemble les anneaux glissent les uns sous les autres, sans tiraillement.

Cette configuration n'est pas la formule magique – et abstraite – d'un couple à l'abri de tout conflit, en état de grâce, au-dessus des contingences de la réalité : les courses à faire, un métier absorbant... Elle est la capacité à être soi, à rencontrer un autre, et à vivre ensemble le couple. Un couple qui, à l'instar de ces cercles, bougera, s'adaptera aux situations nouvelles, traversera aussi – peut-être – des conflits. Mais avec les moyens de s'en dégager, de réviser sa « plastique ».

Par exemple, si l'autre et moi sommes en plein « boom » professionnel, le couple - et cela nous inquiète - n'est pas notre préoccupation principale. Car, simplement, nous n'avons pas le temps de nous en occuper, nous n'avons pas l'énergie d'y penser. Nous nous croisons, nous savons à peine ce que l'autre fait, tant nous sommes pris par nos propres mutations. Notre relation, en ces temps précis, sera celle-ci :

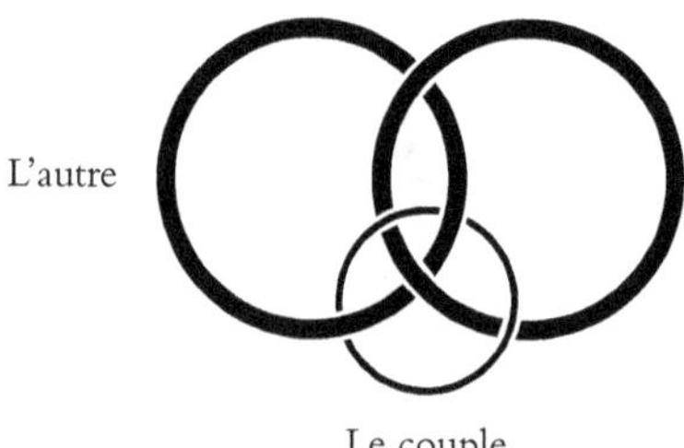

Chacun, en ses préoccupations et visées personnelles, occupe son espace. Et si le « volume » du couple en est manifestement diminué par rapport à l'autre et moi, il n'en reste pas moins le lien qui nous unit. Si la répartition des « postes » a changé, la solidité du nouage n'en est pas affectée.

C'est ce même nouage qui d'ailleurs permet nos réalisations et nos succès.

Si - autre exemple - l'autre vit un deuil, le deuil d'un proche que je connaissais peu, il souffre d'une douleur que je ne partage pas, à laquelle je compatis mais dont je ne peux le soulager. L'autre aura besoin de temps, un temps à lui, pour vivre cette souffrance, pour faire ce deuil.

Dans sa perspective à lui (l'autre), moi et le couple nous serons anecdotiques, presque confondus pour un temps. Un temps qui, de mon côté, peut s'accepter sans révolte ni panique.

Car notre lien est ailleurs, il est solide, même si cette étape-là - nécessaire - me laisse sur la touche.

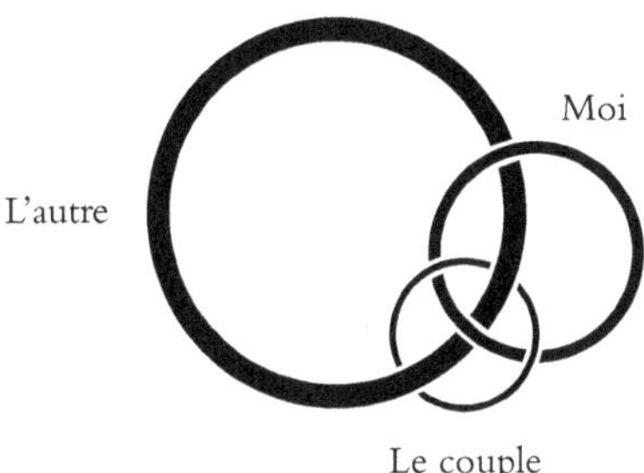

Chaque moment de la vie peut se dessiner ainsi, en cette structure borroméenne. Car ces trois cercles vivent et respirent. Ils bougent, s'élargissent, rétrécissent. Ils se fondent, s'éloignent, se rejoignent. Ils sont disproportionnés, puis de nouveau équilibrés.

Quel que soit leur dessin, ces trois cercles se rejoignent en une zone ici ombrée :

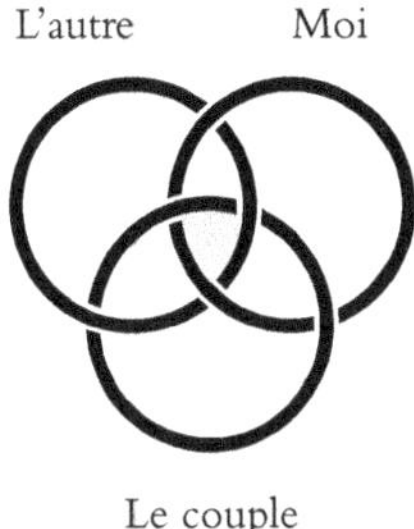

Et c'est de ce carrefour, de cette zone ombrée, que jaillit le désir.

Le désir, moteur de la durée

Le désir est la palpitation de ce nouage borroméen. Des envies s'y inscrivent, des objets s'y convoitent. Le mouvement y est incessant.

C'est de ce croisement entre l'autre, moi et le couple que naît et renaît sans cesse la vitalité de notre relation.

Lorsque je fonctionne sur une structure figée, c'est cet espace-là, ombré, que je paralyse. En me prémunissant contre le désir, en me calfeutrant de principes imaginaires qui m'assureraient d'un couple « prêt-à-porter », je coule du béton dans le cœur du nœud borroméen.

Regardez bien le dessin précédent : si l'on fige ce carrefour, ce sont les trois cercles qui se trouvent entravés dans leur mobilité. L'autre, moi et le couple sommes prisonniers d'une image de la relation. Nous perdons notre fluidité, notre capacité à respirer au rythme des battements d'une existence toujours en mouvement.

Aimer c'est adapter chaque jour son amour aux impératifs de la réalité, à ce dont j'ai envie, à ce que l'autre espère. Telle en est la créativité quotidienne.

Il n'y a pas de prêt-à-porter en amour

Les manuels qui nous promettent les « clés de la réussite en amour » proposent des modes d'emploi comme des couvercles à poser sur ce carrefour. En bouchant cette zone, ils nous « préservent » du désir, ils en interdisent le jaillissement et les inventions.

Marc, pour retenir Brigitte qu'il sentait fuyante, lui a offert un voyage surprise aux Antilles. Il avait trouvé ce « truc infaillible pour couples fatigués » dans un magazine. Or il déteste la chaleur (il n'a d'ailleurs pas échappé à son allergie au soleil), et Brigitte avait d'autres projets qui s'en sont trouvés contrariés. Et ce qui devait les aider à « communiquer » a fini par faire exploser leur relation.

Les impulsions de Marc - comme celle qu'il a eue à 4 heures du matin de la réveiller pour lui dire qu'il l'aimait, et qu'il n'a pas écoutée - eussent été de meilleur conseil.

S'il est vrai que l'aspect « clé en main » de ces propositions est rassurant, elles ne fonctionnent pourtant pas. Car elles nient ce que je suis, ce que l'autre est, en notre singularité que nul schéma ne peut résumer. Elles entravent notre créativité, à l'autre et moi. Elles nous interdisent une relation par nous seuls définie, par nous seuls modulable et inventée. J'y suis décrite en tant que femme, et l'homme en sa qualité d'homme. Nous intégrons un troupeau aux mœurs déterminées par notre origine sexuelle. Et nos « copulations » seront expliquées comme obéissant à ces conduites établies. Si j'ai le mode d'emploi, si je connais les règles qui nous régissent, moi et l'autre, le succès est assuré. L'autre et moi, c'est donc une affaire qui roule !

Or nous ne pouvons pas tous entrer dans une catégorie aux réactions communes, connues d'avance. Notre définition sexuelle ne nous assure d'aucun systématisme. Tous les hommes n'ont pas vocation à emmener leur femme au soleil, et ces mêmes femmes ne sont pas forcément ravies d'une telle initiative. Certaines ne supportent pas ces impromptus imposés. Le désir est singulier, il ne se définit pas selon le sexe.

Deux sexes, trois définitions

Être homme, être femme, c'est encore et toujours se compter trois : *mon corps* en tant qu'il affiche ma « couleur » sexuelle, *ma pensée* de ce que je suis en tant qu'homme ou femme, et *mon inconscient* de cette sexualité.

Sexe conscient et inconscient

Bien sûr, nous avons des points communs, des comportements types d'une femme à l'autre, d'un homme à l'autre. Parce que nous avons une même histoire des sexes et de leurs attributions, parce que nous sommes les produits d'une culture, d'une société. Tout cela étant inhérent à la pensée, à la conscience de notre définition sexuelle. Nos physiques induisent également des tendances générales : les femmes sont moins fortes, elles vivent plus longtemps, etc.

Mais l'inconscient charge de sens différents cette sexualité originelle. Autant de sens qui ne répondent plus à des critères objectifs, qu'aucune généralité ne peut plus contenir. Autant de sens particuliers pour chaque histoire particulière.

Si être un homme, physiquement et consciemment, c'est avoir un pénis entre les jambes, dans l'inconscient cette évidence vole en éclats. Être homme ou être femme n'est plus si certain. La définition des sexes est un ensemble de signifiants dont le rébus est impossible à décrypter complètement par le conscient. Si consciemment je me sais de tel sexe, mon inconscient, lui, embrasse tous les sexes. Il ne se choisit pas forcément l'un plutôt que l'autre. Et cela n'a aucun rapport avec la façon dont chacun vit ensuite son activité sexuelle.

Se lire ou s'entendre décrit en tant qu'homme, ce n'est se confronter qu'aux aspects physiques et conscients de cette définition, ce n'est qu'envisager ces zones – ici ombrées – de ce qui fait un homme, ou une femme.

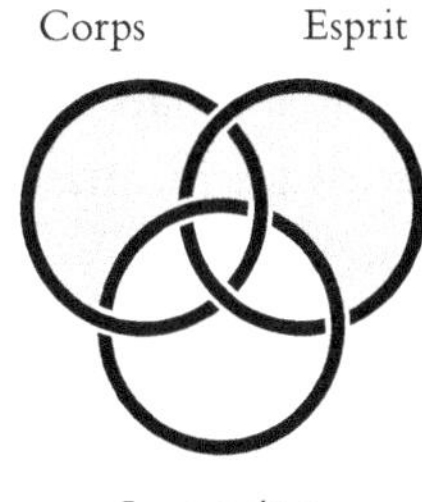

Les manuels traitant du « qu'est-ce qu'un homme, qu'est-ce qu'une femme » ne se pensent qu'en deux dimensions, ils ne se comptent que de corps et d'esprit.

Mais que l'on soit homme ou femme, on est de corps, d'esprit et d'inconscient, dans ce nouage borroméen qui nous structure, nous singularise et nous rend impossibles à enfermer dans des recettes universelles.

Fuir les définitions et les modes d'emploi

La négation de l'inconscient installe l'homme et la femme en une permanence d'être. Il conforte cette fantasmagorie de la durée comme état statique. Un état dans lequel nos rôles, celui de l'autre et le mien, sont consignés par nos définitions d'homme et de femme. Sans inconscient, tous les hommes sont courageux au combat, un peu lâches en amour, ambitieux, portés sur le sexe, parfois infantiles. Toutes les femmes sont coquettes, romantiques, compréhensives, maternelles et dépensières... Ces définitions simplistes – et acquises –, nous les lisons partout et les croisons au détour de chaque conversation. Or chacun de nous se ressent bien plus complexe que cela.

« *La* Femme n'existe pas », disait Lacan. Cette affirmation n'est pas une gifle machiste à l'autre sexe, mais la dénonciation d'une définition qui contiendrait toutes les femmes. *La* Femme n'existe pas, mais les femmes, elles, existent. Elles sont même *des* femmes. Des femmes qui ne sont pas toutes coquettes et compréhensives.

De même, laissons tomber *le* Couple comme modèle à suivre pour vivre sa relation à l'autre. Ne vivent et s'épanouissent que les couples qui chaque jour s'inventent à deux !

Les modes d'emploi – du couple, de l'homme et de la femme – constituent des obstacles, et non des moindres, à la relation entre l'autre et moi. Car lorsque je rencontre l'autre, c'est ma singularité qui rencontre la sienne. Et ma singularité, comme celle de l'autre, ne s'intègre dans aucun cadre. Ma singularité, c'est mon désir.

Ce désir est l'outil, le bâti indispensable à l'amour et à son incarnation. C'est mon désir en face du désir de l'autre. Deux désirs qui ne se ressemblent pas, deux désirs qui ont envie de se connaître mais n'ont pas besoin de se reconnaître.

Ces désirs sauront « dialoguer ». D'un dialogue sans réflexion ni stratégie, qui ne s'encombre d'aucune méthode. Car toute méthode, toute recette en fausserait la spontanéité et la pertinence. C'est un dialogue à coup de pulsions, de contradictions, d'obstinations qui se convainquent.

Aimer est un combat latent où – surtout – il ne faut pas rendre les armes. Un combat doux et violent à la fois, d'une violence de l'inconscient. À ne pas confondre avec la violence exprimée dans la réalité qui signerait plutôt, elle, le refoulement d'une hargne inconsciente : celle d'un désir qui voudrait s'exprimer, et qui n'ose s'énoncer.

Chapitre

Le miroir des autres, de l'autre

Aimer l'autre, c'est d'abord et toujours nous désengager de cet autre imaginaire qui est supposé tirer toutes les ficelles du couple que nous formons.

Mais c'est aussi nous dégager *des autres* qui par leur savoir – lequel n'a pas lieu d'être – gâchent notre propension à aimer.

Commençons par distinguer les autres de notre réalité – ceux du monde et du milieu dans lequel nous vivons – et l'autre de notre inconscient. L'autre de l'inconscient que la psychanalyse, depuis Lacan, appelle le grand Autre (avec un A majuscule).

Il y a dans la vie – et c'est heureux – d'autres gens que nous et l'autre, même si les premiers élans d'une passion amoureuse isolent notre couple en une béatitude qui rend flous les contours extérieurs. Mais enfin, tôt ou tard, nous retombons sur l'entourage. Ces autres sont nos amis les plus chers, nos sympathies, nos inimitiés. Mais aussi nos relations sociales et professionnelles. Autant d'échanges polis et distants, plus ou moins superficiels. Autant de modes de rapports traversés – eux aussi – d'amour, au sens inconscient du terme.

Par exemple, la haine féroce et déraisonnable que nous vouons à tel ou tel collègue de travail est, du côté de l'inconscient, le carrefour de signifiants qui nous touchent, avec lesquels la personne « incriminée » n'a rien à voir dans la réalité. Ces correspondances inconscientes nous rattrapent. Nous détestons cette personne. Elle porte le même prénom que notre mère, avec qui les relations sont si fusionnelles, ou que notre père, sous le joug inconscient duquel nous étouffons. Et même en réfléchissant à la démesure de ces sentiments, rien ne les atténue. (Sauf si le lien inconscient entre cette personne et ces mêmes prénoms est démasqué. Ce lien, tant qu'il est ignoré, fausse toute appréhension de la réalité.)

Cet exemple, parmi tant d'autres, est celui d'implications inconscientes qui se mêlent de nos rapports réels avec autrui, qui font de nos relations aux autres un joyeux déversoir d'amour et de haine. Des passions que ne justifie aucune réalité.

Les autres, du côté du conscient

Ces autres, dans la vie, nous entourent, nous observent, nous conseillent, nous jugent aussi. Nous en écoutons certains, d'autres pas. Nous anticipons leurs réactions, nous nous en prévenons, nous les guettons ou nous les occultons. Par exemple, les impressions de l'ami le plus cher – quand il s'agit du choix de mes amours – sont bien sûr importantes. Elles m'importent sans forcément m'influencer. Ainsi, que les « représentants » de mes affections les plus intenses puissent se plaire – mon ami(e) et mon amant(e) – me serait agréable. Mais si ce n'est pas le cas, je les côtoierai indépendamment l'un de l'autre. Il n'y a pas là matière au drame. À moins que ne s'en mêlent des revendications inconscientes, des exigences d'harmonie parfaite auxquelles ma réalité ne répond pas.

Si j'étais toi...

Quel que soit le degré d'intimité entre ces autres et nous, nous trouverons toujours des gens qui n'en pensent pas moins, qui ont quelque chose à en dire : les plus sympathiques trouvent qu'aimer nous rend sublime ou que si nous l'avons choisi(e), elle ou lui, c'est qu'elle ou il le méritait. Les réticents nous mettent en garde, nous rafraîchissent la mémoire, ils nous rappellent notre dernière aventure et sa trahison détestable : fuyons ceux-là !

Nous n'éviterons pas non plus la cohorte des commentaires inutiles et dérisoires : « Je ne te voyais pas avec quelqu'un comme ça » ou, au contraire : « J'étais sûr(e) que vous étiez faits l'un pour l'autre. » Ni les « Que fait-il [*elle*] dans la vie... ? Et ses parents ? », voire les : « Tu sais, moi, si j'étais toi... »

Justement. Aucun de ceux-là n'est nous. Et nous le savons. Et si quelquefois de telles remarques nous ébranlent, si quelques encouragements nous rassurent, si des vérités que nous ne voulions pas entendre nous agacent, c'est au final de nous et de l'autre qu'il s'agit. Les conseils de prudence des autres, les réserves les mieux démontrées et les plus intelligentes ne nous retiendront pas d'aimer cet autre dont la pensée nous hante et nous transporte.

De même, quand nous n'aimons plus, quels que soient les tollés de l'entourage, les « tu n'en trouveras pas d'autre comme lui (ou elle) », les « ça va se calmer, sois patient(e) et laisse passer l'orage... » qui traduisent la peur d'être confronté à ces mêmes remises en question (car l'extérieur craint la contagion des tempêtes qui nous agitent), quels que soient les arguments, aucun n'aura le talent de rallumer une flamme qui s'est éteinte.

De ces autres, quels qu'en soient le nombre et l'importance, quelle qu'en soit l'influence, nous nous en débrouillons. Leur gestion de nos propres états et de nos sentiments, si elle nous parasite, ne nous empêche pas d'aimer. Leurs conseils sont parfois bons, il faut souvent leur fermer le clapet, mais tout ce brouhaha ne nous détourne pas de cet autre qui nous intéresse.

Tout conseil prodigué est un conseil à soi-même

Retenons – comme un garde-fou très simple et efficace – que cet entourage qui nous conseille, c'est toujours de lui-même qu'il parle. Ses exhortations, ses blâmes, ses mises en garde, ses injonctions sont le reflet de ses projections, de sa vie, de son imaginaire, de ses frustrations, de ses attentes.

Ce qu'il nous dit de ne pas faire, c'est ce que lui redoute de faire un jour, consciemment ou non. Et plus cet autre met d'énergie à nous le démontrer, plus le propos, soyons-en sûr, le concerne, lui.

Dès qu'il en a l'occasion, Jacques tient ce discours un tantinet provocant : que l'on appartient à un milieu social, que l'on se définit par la culture de ce même milieu et que, malgré les meilleures volontés, à terme les « mélanges » ne font pas bon ménage. Il a d'ailleurs critiqué, et de façon particulièrement véhémente, son ami Charles qui vient d'épouser Sylvie, laquelle est issue d'une famille « modeste » en comparaison de la sienne (selon des critères tout à fait discutables). C'est que Jacques, inconsciemment, est terrifié par l'amour, par les transgressions dont il se pressent capable sous l'impulsion du sentiment. Il veut tellement plaire à son père, il veut tellement correspondre à cette image d'une famille aux codes immuables et à la respectabilité irréprochable, il veut tellement suivre les rails par ses ancêtres déjà tracés que sa théorie ne sert qu'à le rassurer, lui, à le persuader qu'il est des lois que nul sentiment ne peut combattre, que l'amour ne pourra le faucher par surprise ni mettre à bas ses intentions, le détournant de cette voie qu'il prétend tracée d'avance.

Vous pouvez donc les écouter, ces fameux conseils. Mais pour faire l'économie des éventuelles blessures ou tracasseries par eux provoquées, entendez que celui qui les prodigue parle de lui, et pour lui. Entendez que sa conception de l'amour – alors que l'amour ne souffre aucune « conception » – est celle à laquelle il veut croire, parce qu'elle l'arrange. Et si ce que vous vivez n'entre pas dans ce cadre, vous l'affolez. Vous l'affolez parce que vous ouvrez le champ de tous les possibles, vous titillez l'écart entre ce que l'on dit et ce que l'on fait, entre ce que l'on en pense et ce qui est.

Sans l'exprimer en ces termes, sans même que l'un et l'autre le sache, en agissant autrement que ce que l'autre pense ou aurait fait vous ouvrez le champ de la différence, c'est-à-dire de l'inconscient. Ce champ d'où personne ne peut parler à votre place. Et tous les « y a qu'à, faut que… » dont vous bombarde l'entourage ont pour projet idéal de vous embarquer dans la même « galère ». Sauf que personne ne tient le gouvernail de façon identique, et que la bonne façon, prétendument valable pour tous, n'a jamais fait ses preuves.

Ce que révèlent nos propres conseils

À l'inverse, reconnaissons-nous cette même propension à savoir mieux que l'autre ce qu'il devrait dire, ce qu'il devrait faire, ce qu'il doit en penser, et l'allégresse avec laquelle nous dispensons nos conseils. Conseils dont la pertinence pour nous ne fait aucun doute. Nous reprocherons d'ailleurs à celui qui se les voit « offerts » et qui les refuse – sous couvert de n'avoir rien demandé – une ingratitude que notre dévouement et notre envie de l'aider ne méritaient pas.

C'est nous-même que nous rassurons, c'est à nous-même que nous répétons ces principes de vie, ces grandes idées qui pallient notre ignorance d'un lendemain que nous voudrions à cette image. À l'image de ce que nous affirmons.

À l'amie qui quitte son conjoint, à l'époux qui trompe son épouse, nous exprimons clairement notre désapprobation. Nous les accusons même de s'être mis dans de beaux draps. Pourtant il est malheureux, et elle ne voulait pas ça. C'est néanmoins arrivé… Alors nous nous mettons en colère. Quand on veut, on peut ! Et quand on ne veut pas, on fait tout pour que cela n'arrive pas ! C'est ce que nous disons. C'est ce dont nous voudrions être sûr(e)s. C'est de toute la force de notre exhortation que nous nous défendons d'un désir qui, nous le pressentons, peut nous attraper là où nous ne l'attendions pas.

Et plus le refoulement est important, plus cela risque de se produire.

Ne pas chercher à « comprendre » l'autre

Écouter l'autre, et le conseiller s'il le demande, c'est avant tout ne pas trop se laisser aller à « comprendre ».

L'étymologie de comprendre, c'est « prendre la place de ». À comprendre l'autre, amant, ami ou relation, je prends sa place. Et de cette place que j'occupe, je déduis l'action à mener. Cette place, je l'ai faite mienne. C'est moi qui siège là. L'autre, qui nous racontait sa position, n'y est plus (puisque notre compréhension la lui a volée).

Écouter l'autre, le conseiller sans calquer sur son cas un mode de pensée et un plan d'action qui sont les nôtres, c'est lui laisser sa place. Et, depuis notre place à nous, c'est observer la sienne.

Bien sûr nous ne pourrons pas nous empêcher d'en penser quelque chose, de juger parfois. Nous ne serons pas toujours d'accord, d'où nous sommes. Mais comment l'autre, de sa place à lui, voit et pense sa situation, nous ne le savons pas.

Écouter l'autre, vraiment, c'est se rappeler que les positions ne sont pas interchangeables, que l'autre n'est pas moi. Que les panoramas ne sont pas les mêmes, et que les angles d'observation sont différents.

Nos regards sur les événements ne peuvent se substituer les uns aux autres. Ils peuvent, en un dialogue, s'échanger, se confronter. Ils recèlent leur part d'inconscient, à soi-même ignorée, qui les différencie forcément les uns des autres.

Voilà qui nuance nos rapports avec les autres, voilà qui nuance les images que j'ai d'eux et celles qu'ils ont de moi.

Et si j'aime *un* autre, si les commentaires *des* autres ne me conviennent pas, ils stagneront en dessous du nuage de mon petit bonheur. De même, ce que j'aime à m'entendre dire, au contraire, apportera de l'eau au moulin de mon amour. Un amour qui se débrouillait fort bien sans les faveurs de l'extérieur.

Le grand Autre, dans l'inconscient

C'est le grand Autre, dans l'inconscient, qui nous sanctionne, qui nous embourbe. C'est en rapport avec lui que s'articulera, plus ou moins bien, notre capacité à aimer, notre liberté.

Mais ce grand Autre de l'inconscient, quel est-il ? Il est bien difficile à cerner… Comme le désir, il est particulier à chacun, aucune généralité ne l'enferme tout à fait. Comme le désir, il bouge, il se déplace. Comme le désir, on ne s'en débarrasse pas, il est une composante incontournable de notre inconscient. Mais en établissant des distances, en laissant – justement – ce désir circuler entre moi et le grand Autre, je peux échapper à sa fatalité. Je peux déroger à sa tyrannie.

Le grand Autre, un juge intime

Le grand Autre est comme un regard en nous constamment éveillé. Un regard qui juge, qui jauge, qui condamne. Mais ce n'est pas une injonction de l'extérieur dont nous serions les porteurs malheureux, comme un virus qu'un antibiotique ou une recette de « savoir-vivre » suffirait à enrayer : il est notre création. Une création qui fut indispensable en son temps d'élaboration. Cet Autre est le contrepoids de nos pulsions qui, si elles étaient seules à l'œuvre, nous rendraient irresponsables, asociaux, meurtriers. Nous serions en péril à cause d'une notion du danger que nous n'aurions pas, en péril de limites – lesquelles nous structurent – qui ne seraient nulle part posées.

Cet Autre est, dans le premier temps de son élaboration, le relais de nos éducateurs (nos parents en général). Nous commençons à exister à partir de ce regard porté sur nous, le regard de qui nous tient dans ses bras : celui de la mère en général (qui n'est pas obligatoirement la mère naturelle). Nous existons des mots prononcés par ce regard, des mots qui nous nomment, des mots qui nous désignent d'un prénom. L'enfant existe de s'appeler. Et de son inconscient, une conscience s'élabore.

Ce regard, cette voix, ce contact nous ont éduqués, caressés, grondés, encouragés. De celle qui l'incarnait dépendait notre nourriture, notre survie. Sans elle, au tout début, nous n'avions pas de réalité propre. Et c'est d'être quitté et rattrapé par ce regard, d'en éprouver l'absence et les retrouvailles que, peu à peu, l'enfant existera indépendamment de lui.

Puis il le défiera, ce regard, il le contredira, il voudra y échapper... autant d'étapes et de rébellions qui mèneront à la vie d'adulte.

L'enfant, dans les premiers temps de son existence, croit être la continuité de ce regard. Lui et ce regard ne font qu'un. Il s'apercevra peu à peu de leur indépendance mais continuera à se frotter à lui tout au long de ses apprentissages. C'est le fameux « Regarde ! » de l'enfant qui n'a pas toujours quelque chose à montrer, si ce n'est lui. Il veut être regardé, lui, il veut être regardé quand il joue, quand il marche, quand il saisit un objet, car seul ce regard – celui de ses parents – l'assure de son existence.

L'enfant espère, en grandissant, être la réponse à ce regard dont il ne comprend pas toutes les questions. Il s'échine à incarner ce désir dont il sait ce regard chargé, il veut en être l'objet unique et parfait. Ce qui ne fera pas obligatoirement de lui un enfant modèle, car sa réponse inconsciente au désir inconscient de sa mère peut en faire un vrai chenapan dans la réalité !

Et puis le regard pèse. Il a toujours pesé, d'ailleurs, du fait de la dépendance qu'il implique : car si ce regard avait nié le nouveau-né, celui-ci n'aurait pas vécu. Mais ce regard a nourri, il était tout-puissant, omniprésent.

L'être grandit et rompt – en certains endroits – avec son imaginaire ; il élabore sa réalité, s'intègre dans celle qui l'entoure. Ce Regard devient alors celui des parents, il perd sa majuscule, quitte cette dimension fantastique, cette toute-puissance idyllique et angoissante. Il n'est plus, ce regard, *celui qui sait*, dont l'enfant dépend jusqu'à la moelle de son être et qui l'empêche de devenir sujet (à moins d'être sujet de Sa Majesté, ce qui n'est pas une place tenable).

Ce regard, que la réalité fait descendre de son piédestal, s'intériorise mais ne disparaît pas. Et s'il n'est plus tangible dans la réalité, il n'en garde pas moins sa toute-puissance inconsciente. Ce regard, c'est le Surmoi, ainsi nommé par Freud.

Le Surmoi, ce grand Autre de l'inconscient

Le Surmoi est donc la représentation de ce grand Autre, de ce regard en nous-même porté sur nous-même, de cette exigence dépourvue d'indulgence.

Dans l'inconscient, le Surmoi n'est pas seul à tenir la maison. Il s'articule avec le Ça et le Moi, en un trio borroméen.

Le Ça – ses appels à la jouissance et ses pulsions de mort – est l'anarchiste, le révolutionnaire vigilant qui empêche la dictature du Surmoi de s'installer, de s'incruster. Il est en chacun de nous cette faculté de mourir aux choses – événements, sentiments – et d'en renaître toujours.

Le Moi, et ses pulsions de conservation, veille à ce que notre vie psychique ne soit pas une oscillation orageuse et permanente d'un extrême à l'autre. Des extrêmes qui, isolés, ne sont ni l'un ni l'autre bons pour moi : car si le Surmoi retient mes initiatives, le Ça, en ses excès, me met en danger.

Isolé des autres instances, le Surmoi – le grand Autre – est un dictateur : il est totalitaire, raciste, répressif. Il ne supporte pas la contradiction.

Le Surmoi, de par ses caractéristiques, est notre tyran personnel, par nous créé et par nous porté.

Sa tyrannie n'a pas de commune mesure avec l'éducation effectivement reçue. Elle n'est pas proportionnelle à la plus ou moins grande sévérité des parents. Car si le Surmoi s'est élevé sur la base de cette autorité, il en a multiplié l'impact et les menaces. Une éducation peut avoir été consciemment libérale (en écho par exemple aux théories des années soixante-dix) et tel enfant être étreint de peurs de mal faire, de terreurs d'être puni. Pourtant, dans la réalité, ses parents n'ont jamais, à ce point, exigé de résultats, ni brandi de menaces… Mais, devenu adulte, ledit enfant peut-être se soumettra à toute manifestation d'autorité, quelquefois ira au-devant d'elle.

L'élaboration du Surmoi a été nécessaire en son temps. Car il est terrifiant, pour l'enfant qui grandit, de découvrir un jour que La Vérité n'existe pas. Que père et mère ne sont pas des dieux incarnés, qu'ils ne savent pas tout.

Le Surmoi pallie l'effondrement de ces certitudes. Il protège le mythe, dans l'inconscient, de *celui qui sait*, qui toujours est là, toujours nous voit et nous surveille. Il est le garant d'une autorité inébranlable qui dans la réalité s'effrite, une autorité qui nous tient à l'œil, qui nous protège de nous-même.

La culpabilité : une punition inconsciente

Le grand Autre, ce Surmoi, est le point de départ – et de retour – de nos culpabilités. Sentiment si fréquent, et souvent irraisonné.

On culpabilise de vivre ses passions, d'échapper à une obligation – un dîner qui nous pesait – de ne pas envoyer ses vœux à la famille. On culpabilise de se faire plaisir, de s'acheter une robe superflue, même si le budget ne s'en trouve pas mis en péril. On culpabilise de ne pas être la mère idéale, l'épouse d'humeur égale, le père aux épaules larges qui porte la famille. On culpabilise d'exister – quoi qu'on s'évertue à taire en soi – au-delà des modèles, au-delà de ce qu'il faudrait dire ou faire. On culpabilise au vu d'un regard, ce regard en nous qui condamne, qui réprouve, qui nous montre du doigt.

De cette culpabilité découlent toutes les factures qu'à nous-même nous faisons payer. Le Surmoi est comme la fourmi de la fable de La Fontaine : la cigale, du côté du Ça, s'est amusée tout l'été. Et lorsque, « quand la bise fut venue », elle demande l'aumône à la fourmi qui a sacrifié son plaisir à des réserves engrangées pendant la belle saison, la porte lui est claquée au nez : « Eh bien dansez maintenant ! » Notre culpabilité est cette porte fermée par notre fourmi surmoïque au nez de la cigale que nous sommes aussi.

Des plaisirs gâchés d'avance

Nos plaisirs sont – trop souvent – inconsciemment teintés d'une inévitable sanction : « Je mange et me fais plaisir, je vais donc le payer et grossir. »

Ou encore « je n'aurais pas dû me donner si vite à lui, je suis une mauvaise fille », blâme inconscient, quelle que soit ladite « libération sexuelle ». Et je torpille d'emblée la relation. Ou alors, somatisant ma culpabilité, je développe une irritation vaginale qui – même bénigne – est douloureuse et m'empêche de jouir.

La liste est longue de ces tracas quotidiens qui apportent de l'eau au moulin d'un sentiment de péché. Sentiment qui rôde autour de mes pensées, et qui freine mes actes.

De la culpabilité consciente, on se débrouille. La punition l'absout, la tempère, puis l'efface de l'ardoise de nos regrets. Elle est même délicieuse, quelquefois : un rendez-vous contraignant auquel je déroge grâce à une excuse bidon, et que je remplace par une séance de cinéma, peut avoir un goût acidulé d'école buissonnière. La culpabilité inconsciente, celle de ne pas être celui ou celle qu'il faut que je sois au regard de cet Autre inconscient, cette culpabilité-là est tenace, lancinante. Car intangible. Irraisonnable.

Les punitions – plus ou moins conséquentes, mais toujours embarrassantes – que les événements, en contrepartie de cette culpabilité latente, nous infligent, se déguisent du bien commode « hasard ». Un hasard qui tient lieu de superstition : comme « par hasard » la voiture est tombée en panne et j'ai manqué le rendez-vous qu'il ne fallait peut-être pas prendre, avait soufflé le Surmoi en contrepoint de la fête que je m'en faisais. Ou revenant de ce même rendez-vous, tellement délicieux, je me foule la cheville : me voilà puni(e), obligé(e) de me justifier de ce déplacement « illicite ». Je savais bien qu'il ne fallait pas y aller, murmure en moi la fourmi qui au labeur sacrifie tout plaisir.

Ces coups du sort, appelés en psychanalyse des *actes manqués*, réussissent très bien leur intention : celle de conforter l'ascendant du Surmoi, celle de toujours s'y plier, malgré les digressions encouragées par le Ça.

Les actes manqués – mais réussis dans l'inconscient – sont l'expression de notre puissance psychique, des conflits qui s'y jouent et parfois se retournent contre nous.

Mais imaginez cette puissance quand, mise au service des divers intérêts de mes instances psychiques, elle vise un même but. Un but qu'aucun acte manqué, en cette coalition de corps, d'esprit et d'inconscient, ne pourra alors empêcher. Cette coordination-là est celle du pouvoir : pouvoir de vivre, pouvoir de se réaliser, pouvoir d'aimer. Et ce pouvoir n'est pas chimérique. Il suppose un accord dynamique entre l'impulsion du Ça et la rigueur du Surmoi. Un accord où le désir parle d'abord, et que la voix du Surmoi, ensuite, consolide sans inhiber. Ce sera le cas de l'artiste qui, s'il crée en toute liberté, s'adaptera aux contraintes du marché (justement sans en être contrarié) pour que soit diffusée son œuvre et qu'il ait les moyens de la poursuivre. Ou de cette femme que j'aime et que je vais épouser en grande pompe (parce qu'elle tient au cérémonial) sans que mon désir d'elle n'en soit altéré, ni que j'en sois inquiet. Parce que je veux – d'abord et surtout – vivre avec elle, me plier à ces codes qui m'importent peu ne sera pas douloureux. Je ne les confondrai pas avec un joug inconscient dont j'aurais à me défendre.

Une structure à trois instances

Le Surmoi s'oppose au Ça, lieu des pulsions. Il est l'ordre qui dompte leur anarchie. Et le Moi, dont notre caractère – notre personnalité – est la part consciente et apparente, s'articule et se structure autour de ces antagonismes.

Ces trois instances se nouent dans le nœud borroméen :

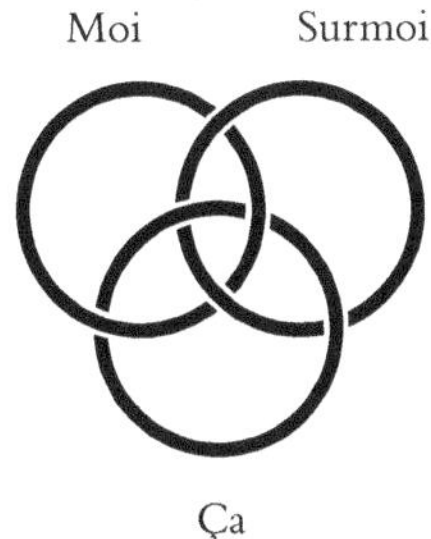

Entre Moi et Surmoi : sens et inhibitions

Si nous isolons les cercles deux par deux, nous voyons que le Surmoi recouvre le Moi :

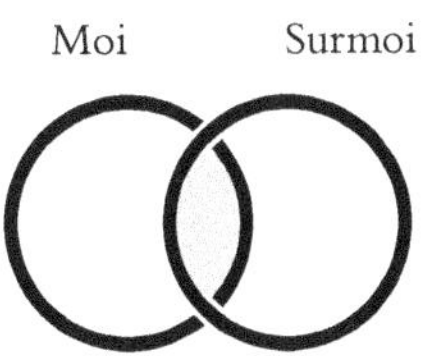

En leur conjonction – ici la zone ombrée – se trouve *le sens*. Car le Surmoi, par sa tutelle, par son autorité, valide les actes du Moi. Il les rend signifiants, utiles ou nécessaires.

De même que, auparavant, le regard du parent a conforté les entreprises de l'enfant, le Surmoi légitime et encourage mon initiative. Le Surmoi donne un sens à mon action. Ainsi mon ambition, si elle est soutenue par le Surmoi et son injonction à « réussir », se donnera dans la réalité les moyens d'intégrer une structure sociale et d'y faire autorité. Le sens de mon succès ne se paiera d'aucune culpabilité ou sacrifice obligé, celui de ma vie personnelle par exemple.

Cette zone est également le lieu des *inhibitions* : le Surmoi m'interdit certains actes, certaines paroles. Je me tais, je n'ose pas faire, bridé(e) que je suis par une culpabilité, un ordre inconscient qui m'empêche d'agir. Je suis sous le joug de cette autorité titanesque qu'a représentée, en son temps, l'autorité parentale, *le regard*. Suspendu à son jugement, je retiens toute initiative. J'ai trop peur de lui déplaire et d'affronter sa désapprobation. Alors, dans la réalité, mon ambition sera « ravalée » : elle n'agira pas dans le sens de mon épanouissement personnel. Elle sera coupable, imméritée. Et si je prétends être indifférent(e) à certaines valeurs, telles que ladite « réussite » par exemple, c'est que dans ce cas le Surmoi, inconsciemment, me souffle qu'elle m'est interdite.

Entre Moi et Ça : angoisse et jouissance

Le Moi, toujours dans le nœud borroméen, recouvre le Ça.

La partie ombrée est le lieu de la *jouissance*. Jouissance ressentie par le Moi, soutenue par ces pulsions qui à travers moi s'exaltent. Une

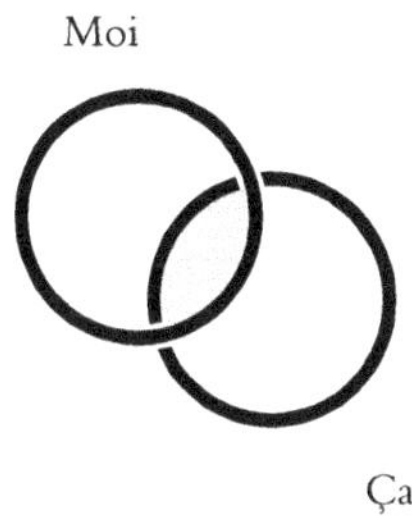

jouissance qui, en son instantanéité, n'est freinée par aucune autorité. La liberté du Ça me porte, et je m'en porte bien…

Si j'ai envie de sauter en parachute et que je m'offre ce plaisir dans un contexte où je serai parfaitement encadré(e), j'obéis à mon impulsion tout en balisant les risques.

Mais cette zone est aussi le lieu des *angoisses*. Car le Moi est le lieu des pulsions de conservation : le Moi veut maintenir un état stable, il cherche à concilier, sans vagues, les ordres du Surmoi et les impulsions du Ça. L'angoisse se loge ici car d'obscurs sentiments y travaillent le Moi. Il sent en lui des élans dont la puissance pourrait l'entraîner hors des sentiers de sa décision. Une décision placée sous la tutelle du Surmoi. Il se sent des envies qu'il n'est pas certain de pouvoir maîtriser, un désir qui pourrait outrepasser l'autorité du Surmoi. Il pressent une énergie – celle du Ça – qui menace ce fragile équilibre du Moi. Et l'envie de sauter en parachute, en ce cas, sera la menace – au sens littéral du terme – d'un « saut dans le vide ». Le vide étant l'inconnu qui s'ouvre à moi et qui risque de déranger la voie tracée par le Surmoi, mon angoisse se traduira alors par une peur concrète du vide, et une incapacité de ce fait à réaliser ce vieux rêve.

Ça et Surmoi : réalisations et symptômes

Le Ça est par-dessus le Surmoi :

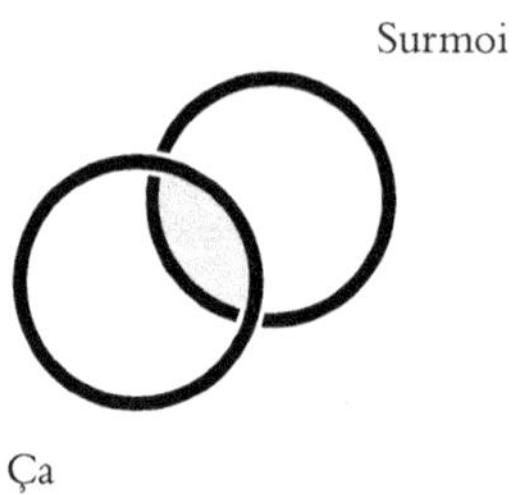

La zone de recouvrement du Surmoi par le Ça est le lieu des *réalisations* : le Ça est créatif, innovant, libre et audacieux. Il n'est tenu par aucun modèle, aucune règle. Seul le désir le mène. Et cette énergie, quand elle met à son profit l'organisation du Surmoi, quand elle s'appuie sur cette structure pour concrétiser son inspiration, génère de grandes réalisations. « Grandes » au sens où mon envie va s'incarner dans une réalité. Et je m'épanouirai de cette association fructueuse entre désir et raison.

C'est ainsi que les entreprises les plus improbables peuvent donner les plus grands succès. Quelquefois spectaculaires, comme un François Pinault qui, parti de rien, a su surfer sur une réalité économique et plier une structure d'entreprise à ses visées. Si de tels exemples sont exceptionnels, cette « coopération » entre Ça et Surmoi se passe chez chacun et à tous les niveaux. Ma satisfaction de lier connaissance avec cette jolie femme, que j'avais incité un copain à inviter et à me présenter, est de cet ordre. C'est la jouissance du Ça – tourné vers l'objet du désir – qui s'appuie sur les règles de bonne conduite du Surmoi pour parvenir à son but : la rencontrer enfin !

C'est aussi le lieu des *symptômes* : si le Surmoi est tyrannique, si les inhibitions m'interdisent toute action, le Ça refoulé va – dans cette zone – déborder et déverser l'énergie contrariée de son désir, de sa libido. Le Moi est ligoté par le Surmoi, ma créativité n'a pas d'espace pour s'exprimer, et le Ça va se défouler par des boulimies de nourriture ou de dépenses, une « fièvre acheteuse » de fringues, par exemple.

Ces compulsions, incontrôlables, font exploser tout ce qui a été raisonnablement pensé, tout ce qui a été inconsciemment bridé. Elles font office de symptômes. Ce sont elles qui claironnent que mon système, persécuté par le Surmoi, est souffrant.

Ainsi Jean-Luc est un garçon timide, d'une politesse excessive, soucieux des usages et de sa bonne conduite. Dès qu'il boit trop – il gère donc avec précaution son absorption d'alcool –, quel que soit le contexte il se déshabille et défoule ses pulsions exhibitionnistes. Ce qui bien sûr, après coup, le couvre de honte. Toujours sous l'effet de l'alcool, nous voyons des gens « bien comme il faut » se comporter en goujats, draguer d'une façon éhontée au vu et au su de leur conjoint, faisant éclater le vernis d'une « tenue » peut-être trop maîtrisée.

Une structure en mouvement

Ces zones, ainsi mises en scène dans le nœud borroméen, changent de sens et de recouvrement, changent de domination au fil d'une vie, de ses freins et de ses élans.

Et ce sont ces variations d'influences, ces changements de « dessus-dessous » – quand les dominations s'inversent –, ces mobilités qui me permettent d'agir et de réagir en ma qualité d'humain.

Il n'existe pas de « bonne structure » au sens figé d'influences idéales et permanentes. La structure viable est celle dans laquelle, justement, le sens des recouvrements s'adaptera aux nécessités du moment. Où Surmoi et Ça s'articulent au service du Moi, où mon désir s'inscrit dans une réalité.

Ce qui est primordial pour bien vivre sa vie, ce n'est pas la bonne gestion de son être par l'une ou l'autre de ces instances psychiques, mais leur nouage entre elles. Car dès lors qu'elles sont nouées tout est possible, tout se déplace. Les dominations changeront selon le lieu, le contexte, le propos, elles se retourneront, s'adapteront aux buts visés.

Lorsque je fais l'amour par exemple, le Ça entraîne dans sa danse le Moi et met en veilleuse la « bonne moralité » du Surmoi. Lorsque je travaille, je navigue dans la structure de l'entreprise qui est d'ordre surmoïque, structure dans laquelle le ça – en soutien – me permet d'apposer ma touche personnelle. Le Moi tranchera parfois entre « ce qu'il faut » et « ce que je veux », fera taire l'un au profit de l'autre et de mes intérêts.

La répétition, signe d'un déséquilibre

Le nœud borroméen bouge et pulse. Les échecs n'y ont pas vocation à se répéter fatalement. La répétition est l'effet d'une influence – toujours la même – d'une domination de l'une des instances à laquelle je ne peux me soustraire : le Ça qui, par exemple, parlera toujours plus fort que le Surmoi et le Moi.

L'action alors sera pulsionnelle, elle ne s'installera pas dans le temps, elle sera incapable de s'adapter à une quelconque structure, elle n'aura pas le code pour se faire entendre. Cette action ne passera pas le cap de la diffusion, de l'échange avec les autres.

Ce serait le cas d'un peintre qui, s'il a un talent magnifique, une inspiration rare, ne finira jamais un tableau, ni ne pourra assumer les éventuelles contraintes et rigueurs d'une exposition. Ce qui le condamne à l'impossibilité de vivre de son art, donc d'épanouir son talent dans une réalité.

Le Surmoi, s'il tient seul les rênes, empêchera lui aussi toute réalisation par sa réprobation systématique. Le moindre souffle de désir sera torpillé par cette autorité. Une autorité qui, en m'attendant à tous les tournants, me retiendra de les prendre.

Ce pourrait être par exemple une existence déserte de toute relation amoureuse et sexuelle. À brider ainsi toute pulsion, le Surmoi m'enferme dans une vie régie d'obligations, où le plaisir et les surprises du désir n'ont pas cours.

Les impasses de ma vie sont parfois la conséquence d'une intrication de ces trois instances – Surmoi, Ça et Moi –, un accrochage entre elles qui paralyse tout déplacement, tout glissement d'une influence sous l'autre, toute domination de l'une sur l'autre. Et cette intrication peut avoir toutes les apparences d'un nouage borroméen, mais une apparence seulement.

Ces trois ronds sont accrochés. Ils ne répondent pas à l'exigence du nœud borroméen d'être indépendants deux par deux, et d'être tenus ensemble grâce au troisième.

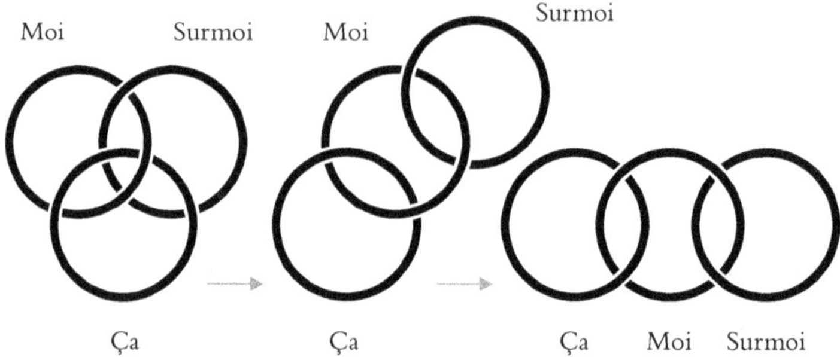

Le Moi est au milieu, coincé entre la discipline du Surmoi et les appels au plaisir du Ça. Et si la structure bouge (les ronds peuvent se déplacer), les aliénations, elles, restent intactes.

Le Moi, l'humain, se débat pour tenter de concilier les inconciliables. Il n'a pas les moyens de trancher, de décider. Il est dépendant d'impératifs antagonistes, incapable en ces tiraillements de s'adapter aux exigences du contexte et de l'instant. Donc incapable d'obéir à son envie.

Combien ont des projets « qu'un jour » ils mettront en place : ouvrir un commerce, s'installer à l'étranger, écrire ces mots qu'ils portent en eux, dire « je t'aime »... Et ces envies sont toujours remises à plus tard, car ce n'est jamais le moment, jamais la bonne façon. Ainsi rate tout embryon de tentative, histoire de laisser ces projets en état de concrétisation latente, histoire de les garder, encore, pour plus tard. Et, le temps passant, souvent l'amertume s'empare de ces sujets qui radotent et cajolent le fantasme du « s'ils avaient voulu »...

Le sujet est martyrisé par cette structure. Elle se retourne contre lui et rejaillit sur un rapport forcément difficile avec l'autre, avec les autres. En portant ainsi son propre conflit, il est difficile de s'harmoniser avec autrui. Sauf à s'accrocher à une structure similaire, et à poursuivre la chaîne.

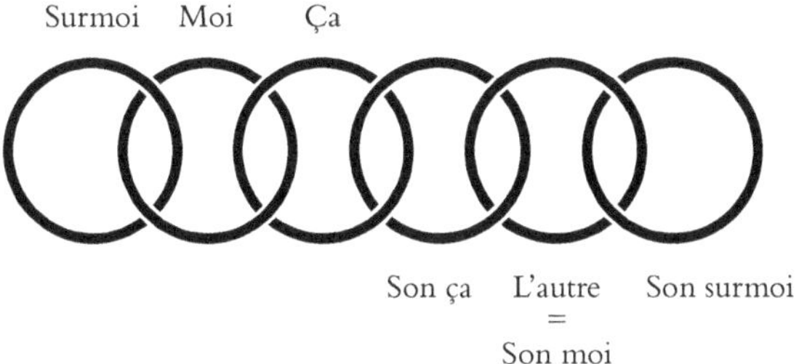

C'est ainsi que notre inconscient, en ses dysfonctionnements, reconnaît chez l'autre des entraves similaires. Le fameux « qui se ressemble s'assemble » prend alors toute sa portée dans l'inconscient. En leurs « retrouvailles », en leur rencontre, les problèmes se tiennent au chaud ensemble : je t'aime parce que tu es comme moi, aussi aliéné(e) et aussi peu satisfait(e). À m'accrocher à toi j'espère me décrocher de mon propre conflit. Mais cela ne marche pas…

Quand le grand Autre se mêle de l'autre et moi

La relation entre l'autre et moi est le terrain privilégié de nos culpabilités. Notre vie amoureuse est éclaboussée, et quelquefois noyée, par nos blâmes et nos flagellations.

Distinguer l'autre et l'Autre

Au-delà du fait de vouloir être aimé par cet autre, en face de nous, cet autre à notre « portée », nous sommes conditionnés par les exigences de ce grand Autre inconscient : la façon dont je parle, ce que je dis, la manière dont je me tiens et m'habille, tous ces détails finalement réjouissants de la séduction peuvent devenir alors autant de sujets d'angoisse. Une telle épreuve à surmonter qu'il vaut mieux, parfois, tout gâcher d'emblée...

C'est comme l'enfant qui, désespérant de correspondre à l'image qu'on attend de lui – ou telle qu'il interprète cette attente –, en sera exactement l'inverse. Il sera difficile, malpoli, nerveux, désordonné... Il justifiera et provoquera par son attitude les punitions que son inconscient déjà lui promettait. Punitions de n'être pas celui qu'il devrait être.

Ce que l'autre est censé attendre de nous, dans la réalité, est investi de ce que le grand Autre dans l'inconscient exige. Ce grand Autre en nous porté. On suppose à l'autre telle préférence, telle intention, telle interprétation. Autant de « mots d'ordre » du grand Autre que l'on incombe à l'autre en face de soi. Et ces glissements de sens où imaginaire et réalité se confondent, où les impératifs inconscients recouvrent ceux du conscient, ces glissements brouillent les cartes du jeu amoureux, de la relation à deux.

Le partenaire devient alors le support de cette dictature impossible à rationaliser, la dictature du grand Autre. Sans le savoir, j'obligerai l'autre à l'incarner. L'autre en sera – quoi qu'il dise et quoi qu'il fasse – le porte-parole involontaire. On se cognera à lui, on provoquera les conflits, on lui reprochera ses façons d'être et de faire à cause desquelles, pense-t-on, « Ça » ne fonctionne pas.

Or ces affrontements sont ailleurs. Ils sont en nous. Ils sont la révolte du Moi et du Ça qui étouffent sous l'emprise du Surmoi.

L'autre fera office de toile blanche sur laquelle sera projeté le film de guerre de notre psychisme.

En ces confusions entre le grand Autre et l'autre, il n'y a pas relation. Il n'y a pas un autre et moi. Il n'y a que moi, moi et mon conflit dans lequel l'autre interprétera le rôle que je lui assigne. Il n'y a pas relation car il n'y a pas de lien tissé de moi vers un autre endroit que le mien.

C'est ma souffrance qui investit tout, qui me bouche la vue et m'empêche d'accéder à l'autre.

Aurélie se plaint de cet homme qui ne la complimente pas, qui critique tout ce qu'elle entreprend quand lui ne fait rien. Une situation qu'elle a elle-même contribué à installer, comme en écho - inconscient - à cette figure paternelle dont elle ne satisfaisait jamais l'exigence. Se heurter à lui, l'autre, c'est se rebeller contre une exigence que cet homme, dans la réalité, n'a pas. Si Aurélie la lui impute, c'est qu'elle déborde de protestations qu'elle n'a jamais exprimées, d'espoirs de « bien faire » qui la hantent et la tenaillent.

C'est à cette guerre-là que s'adresse la psychanalyse.

La psychanalyse ne fournit pas de recettes de bien-vivre, elle ne fournit pas de garanties de succès. Elle s'occupe de lever les voiles qui emmaillotent l'individu dans ses illusions inconscientes. Dégagé de celles-ci, il devient libre de créer sa vie autrement qu'emberlificoté dans des comptes à rendre, à la dette jamais apurée. Il a alors accès à l'autre. Un autre qu'il peut rencontrer, puisqu'il n'est plus masqué par ce grand Autre qui entre eux s'interposait.

« L'autre et moi » peut alors se vivre et s'inventer.

Quand le grand Autre participe à l'amour

Le grand Autre n'est pas l'ennemi juré de l'amour. Mais il le contrarie quand il se pose en modèle à reproduire. Modèle familial par exemple, où tous les hommes trompaient leur femme, où le couple était voué à s'entre-déchirer. Ce modèle n'est efficient que dans sa dimension inconsciente. Car il est évident que, consciemment, ce n'est pas ce que nous souhaitons ! Mais ce modèle nous guide à notre insu, et nous mène droit au mur que nous pensions éviter.

Ce n'est pas la rupture qui est alarmante, mais la fatalité des ruptures, comme un schéma qui se rejoue.

Mais Le grand Autre a aussi une part active, et positive, à l'amour. À son innovation.

Il est cette autorité à affronter pour oser son désir. C'est de la dépasser, de la transgresser que s'excite un sentiment, que s'éveille une curiosité de l'autre, quoi que le grand Autre en jugerait.

La relation à l'autre – l'amour – a besoin de cette part de transgression. De cette transgression inconsciente. Inconsciente car ce n'est pas en provoquant, consciemment, un père tyrannique ou des règles de conduite, que je m'assure de ma liberté d'aimer. Cette transgression se rapporte au Surmoi. C'est un ordre qui alors est outrepassé. Car ce que le Surmoi – le grand Autre – exprime en son message, c'est ceci : « Aucun autre n'est assez bien au regard de ce que, *moi*, je suis. Au regard de ce que j'exige de toi et pour toi. »

En laissant parler le Ça, en ouvrant la porte à mes impulsions, je permets au désir de s'imposer en ces extrêmes. Le Ça, en contrepoint du Surmoi, ouvre cette brèche d'où *je* vais m'exprimer, d'où *je* déciderai d'aimer. Car si les « désignations » du grand Autre – qui me pousse dans les bras d'un autre – peuvent être de bon conseil, pour autant son mode d'emploi est mauvais : en n'obéissant qu'à la rigidité de ses règles, toute improvisation, toute création personnelle est étouffée. Celle-là même qui nourrit la relation entre l'autre et moi.

Aimer par-delà le grand Autre

Aimer l'autre, c'est l'aimer par-delà le grand Autre. Par-delà, et pas contre.

Car si je contredis systématiquement le grand Autre, je m'aliène autant dans mon rapport à l'autre que si j'obéis strictement à ses injonctions. Je reste conditionné (e), en mon opposition, par ces impératifs surmoïques.

Élise avait réglé ses problèmes d'ado en butte à ses parents. Et dans la réalité, effectivement, elle s'entendait très bien, désormais, avec eux. Mais inconsciemment, Élise continuait d'obéir à l'autorité qu'avait représentée son père à ses yeux d'enfant. Celui-ci avait été fonctionnaire et - bizarrement - tous les hommes qui l'attiraient, sans qu'elle le sache au préalable, l'étaient aussi. En les choisissant, elle satisfaisait cette tutelle inconsciente, puis la contredisait en « ratant » systématiquement ces relations. Ce qui la faisait souffrir. Dégagée de cette aliénation, Élise a pu aimer sereinement, que l'élu soit ou non fonctionnaire.

Aimer c'est trancher entre la raison et l'impulsion. Aimer c'est désirer par-delà les exigences du Ça et du Surmoi, là où personne – imaginaire ou réel – ne parle en mon nom.

Ne pas faire de l'autre un miroir

L'autre est le miroir de l'influence inconsciente du Surmoi.

Quand le regard de l'autre m'agresse, quand son jugement m'anéantit, ou quand au contraire je le défie en permanence, quand ses impressions me détruisent ou me transportent, c'est qu'il est l'étendard du grand Autre. Un grand Autre qui en moi prend trop de place.

Miroir, mon beau miroir…

Dans ce rapport éprouvant à autrui, il est difficile d'établir des relations, un échange. Car je ne suis pas devant l'autre, mais face au reflet de ce qui en moi condamne, jauge, et plus rarement approuve.

Alors, la remarque la plus anodine blessera toujours. Et j'interpréterai tout de travers, ma susceptibilité frôlant une paranoïa qui, hélas, me dépasse, que nulle volonté ne peut apaiser. L'autre devient ce miroir qui, dans *Blanche Neige*, dit à la Reine si elle est ou non la plus belle. En l'autre nous nous mirons nous-même, nous guettons notre oracle, notre juge suprême.

Et si l'autre transporte ses propres confusions, s'il projette sur notre histoire ses peurs et ses fantasmes, nos rapports s'engluent dans une véritable mélasse. Une mélasse qui n'aura rien d'un dialogue. Nous serons des miroirs l'un en face de l'autre, nous renvoyant à chacun l'image d'un miroir dans lequel s'aperçoit l'image d'un miroir… sans que rien ne s'en dégage.

L'autre ne sait pas. L'autre ne sait pas plus que soi. Nous voilà revenus en ce point d'ignorance, le seul havre de paix d'où une vérité, sans majuscule, peut émerger. La vérité de l'instant. La vérité de son désir.

Notre « manie » d'humains, notre compulsion à vouloir garantir un demain – au détriment du moment – nous pose en dépendance les uns des autres. À force de chercher sur l'autre mon reflet, de lui supposer des réponses à mes questions, cet autre n'est plus que le ping-pong de ma quête égocentrique. Je ne lui imagine même pas de questions différentes des miennes, et qui le distinguent de moi. La relation amoureuse tourne alors en relation narcissique et le rapport sexuel en auto-érotisme qui, s'il rassure une angoisse inconsciente, ne comble pas le corps dans la réalité de son plaisir. L'autre n'est plus que le lieu de mes éventuelles confirmations. Il devra conforter l'image que j'ai de moi – « dis-moi, ô mon miroir, qui est la plus belle » – et devra me la renvoyer « certifiée conforme ». Je sais ce que je suis, et l'autre a pour rôle essentiel de témoigner de ce savoir. C'est le fameux : « Dis-moi comment tu me vois, ton avis m'est important pour avancer… » Sauf que l'autre a intérêt à répondre ce que je veux entendre !

C'est la faute de l'autre…

Au-delà de ces confirmations sollicitées, l'autre devra également éclairer les zones d'ombre de moi-même qui m'assaillent et qui m'inquiètent.

Ces zones d'ombre sont celles où je m'échappe à moi-même, ces écarts entre ce que je crois et ce que je fais, entre ce que je veux montrer et ce qui s'en voit. Ces zones d'ombre sont des recouvrements de l'inconscient sur l'esprit, des glissements de l'inconscient sous le corps, zones ici ombrées :

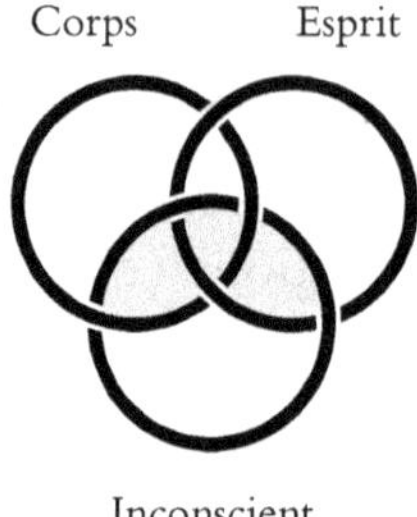

Ces zones sont celles où le lapsus me trahit, où mon symptôme lézarde la carapace de ce que je pense être.

L'autre, lorsqu'il joue ce rôle de miroir, est le porteur de l'ultime exigence : il doit, de son savoir, illuminer ces espaces, il doit les élucider. Il doit empêcher l'inconscient, il doit m'assurer le contrôle de moi-même, il doit se substituer à mon désir. Ce désir qui mène ma vie et dont les appels – que je ne veux pas entendre – me terrifient.

Là où je ne sais pas ce qui inconsciemment se passe, l'autre aura fonction de l'expliquer : si je suis de mauvaise humeur, c'est sa faute. Si je n'ai pas de plaisir à faire l'amour, c'est qu'il s'y prend mal. Et l'autre – sans que je les lui souffle – doit savoir les mots que j'attends, les cadeaux que j'espère, les vacances dont je rêve… Il doit savoir tout cela parce que je ne le sais pas moi-même. Il doit justifier de ce qui ne va pas parce qu'il me faut un responsable. Il doit savoir pour moi.

L'autre, comme miroir, est là pour installer ma place, et la pérenniser. Alors que cette place n'existe pas…

Ces exigences, brutales et ignobles ainsi énoncées, sont inconscientes et tout à fait courantes : dans la réalité nous voulons que l'autre nous comprenne parfaitement, nous lui reprochons de n'avoir pas anticipé nos désirs, de n'avoir pas deviné et percé nos états d'âme. Nous lui refusons le droit à la mauvaise interprétation de nous-même.

Pour mon anniversaire, par exemple, il aurait dû voir que j'avais repéré cette robe, que je la voulais ; il aurait dû savoir - sans que je le lui dise - combien j'en rêvais. Et je lui en veux terriblement de ne pas me l'avoir offerte... En voiture, il aurait dû deviner que j'avais très soif, que je désirais m'arrêter. Et cet égoïste continue de rouler, sans égard pour moi... qui n'ai rien demandé. Et il croit, en plus, que si je suis muette (car atterrée par son comportement), c'est parce que je suis fatiguée !

Notre susceptibilité exacerbée est l'écho de notre négation de l'inconscient. Ce que je dis, ce que je pense, ce que je suis, tout cela est pareil et n'a qu'un sens : le mien. Et l'autre, s'il entend autre chose, c'est qu'il n'a pas écouté ma Vérité. Je lui interdis une interprétation qui ne serait pas la mienne.

Des miroirs en abyme

Ces dysfonctionnements n'agissent généralement pas en sens unique : l'un et l'autre refusent leurs différences, l'un et l'autre réclament l'un de l'autre le reflet de leur image. Et c'est ce même symptôme qui peut-être aura provoqué leur attirance. Ils se seront inconsciemment reconnus en cette quête impossible.

Le problème, c'est que deux miroirs en face l'un de l'autre ne se renvoient qu'une infinité d'autres miroirs. Aucune réponse ne s'y inscrira, et ni l'un ni l'autre ne s'y reconnaîtra.

Cela se traduira par des schémas ô combien classiques : *elle* va *lui* reprocher de ne pas être sensible à ses efforts pour être belle, de ne pas l'en remercier par son attention et ses compliments, de ne pas l'encourager en louant *la* Femme qu'elle prend soin d'être pour *lui* ! C'est-à-dire qu'*elle* – en ses récriminations – attend de la part de l'autre des mots qui ne sont pas les siens à *lui*. Elle attend de sa part des attentions qui seraient équivalentes aux siennes, *à elle*. Elle lui incombe la responsabilité de cette féminité dont elle-même n'est pas sûre, qu'il a la charge de rassurer avec des paroles « adéquates ».

Quelle femme ne s'est pas demandé un jour si elle était « assez femme » ? Alors que cette définition est pour chacune un pêle-mêle de références inconscientes et imaginaires dont l'homme n'a sûrement pas toutes les clés…

Et *lui*, de son côté, va l'accuser, *elle*, de ne pas le soutenir, de lui réclamer un temps qu'il n'a pas, parce que sa vie professionnelle est exigeante et qu'elle ne fait aucun effort pour le comprendre – parce qu'il a besoin, lui, de se réaliser socialement. Ensuite, une fois « arrivé », il sera tout à fait disponible pour elle et leur famille, et elle n'aura plus qu'à profiter de cette énergie dépensée aujourd'hui à se construire, à assurer leur avenir…

Scénario fréquent, alibi qui place l'autre en pion d'une vie déjà tracée, à l'image que *lui* s'en fait. L'autre n'est pas une femme avec qui il vit, une femme avec des rêves et des désirs à elle. *Elle* est l'épouse de l'homme qu'il se veut être. Et ce qui n'entrera pas dans le cadre qu'*il* a défini sera mis sur le compte de sa mauvaise volonté à *elle*, de son égoïsme. L'égoïsme étant un reproche qui – typiquement – est le reflet de l'égoïsme de celui qui l'énonce. Dire à l'autre « tu es égoïste » se traduit souvent par : « Tu ne fais pas les choses comme moi je veux que tu les fasses. »

En ces scénarios « catastrophes » – si courants – nous voyons les impasses de ce rapport en miroir. Car en assignant à l'autre cette place d'où je pourrai me mirer, et me rassurer, je ne génère que des conflits et des incompréhensions angoissantes.

Se dissocier pour s'harmoniser

Si j'abdique sur les certitudes de ce que je suis, de ce dont j'ai besoin, de ce que veut l'autre, ces incompréhensions-là ne sont pas irrémédiables. Au contraire. Ces moments d'achoppement deviennent alors des occasions de se rappeler à la vigilance, de réaliser que, l'autre et moi, ce n'est pas pareil. Ces heurts, ces quiproquos – comme lorsque l'on rend service à l'autre et que l'on se fait envoyer sur les roses – sont l'occasion de questions essentielles : ce service, n'était-il pas ce que j'estimais, pour moi, être bien ? Ai-je seulement pensé à ce que l'autre, de son côté, aimerait ? Le lui ai-je demandé ? Est-ce que je sais seulement de quoi l'autre a envie ?

Dans cet écart entre ce que je crois être la pensée de l'autre et ce que lui pense se noue le dialogue. Et se joue la rencontre. C'est en admettant cette dissociation que l'harmonisation entre l'autre et moi est possible. Une harmonisation d'autant plus active qu'elle n'est jamais définitive.

Car si je considère l'autre comme mon miroir, je reste le jouet de mon Surmoi intransigeant et toujours insatisfait. Et j'empêcherai l'autre d'exister, puisqu'il ne peut tout à la fois me garantir de ce que je suis et se mouvoir dans la dynamique de son être.

J'existe en ma qualité de sujet, j'existe en tant qu'être unique, impossible à confondre, j'existe d'être incomparable. Non pas incomparable au sens « éblouissant » du terme, mais en étant différent de l'autre, en n'étant pas régi par les mêmes signifiants, en ne pouvant être comparé à l'autre. Et ce qui me distingue de l'autre est mon désir : mon désir comme perpétuelle béance, comme respiration entre ce qui est, ce qui a l'air d'être, et ce que je ne sais pas être.

Car il n'y a pas de nouage borroméen possible en ce rapport de miroir. L'autre est le point d'où je me regarde, et où je ne me vois pas. D'où, finalement, je ne vois rien du tout...

Briser le miroir

Si nous avons plus spécialement isolé ce rapport en miroir dans la relation amoureuse entre l'autre et moi, ce rapport existe à tous les niveaux, à tous les degrés de nos relations sociales, amicales, familiales.

Nous sommes choqués que les autres ne soient pas ce que nous pensions qu'ils étaient, qu'ils ne fassent pas comme nous leur disions de faire. Nous leur en voulons parfois de ne pas se conduire comme nous nous conduisons, de ne pas réagir comme nous réagissons. Nous leur en voulons de leur différence. Il n'est qu'à entendre comment une invitation à dîner, si elle n'est pas rendue à temps – selon les critères de celui qui s'en plaint – sera prétexte à reproches et critiques.

Et puis nous alternons avec une autre tendance, une tendance inverse : celle de tenter absolument d'adhérer au fonctionnement de l'autre, un fonctionnement qu'il est impossible de cerner complètement en sa dimension inconsciente. L'hôtesse, en ce cas, se mettra en quatre pour offrir le dîner idéal, celui que ses invités, à sa place, organiseraient. Mais comme ils n'y seront jamais, à sa place, ni elle à la leur, l'effort est forcément vain.

Et c'est, par un autre biais, continuer d'assigner à l'autre une intention, de lui définir un désir, de s'y engouffrer et se l'approprier.

L'affirmation d'une féminité en est parfois la démonstration : une femme peut arborer toutes les manifestations de son sexe, la coquetterie, le maquillage, les talons hauts, le précieux ou le vampirisme... tout ce qui la définira, tout ce qui répondra aux attentes inconsciemment supposées de l'homme. Mais une rencontre ne se joue pas sur la base de ces seuls codes. Car à ces codes il manquera le message : elle-même, en tentant de représenter la Femme, ne se présentera pas comme singulière, et femme sans majuscule. À vouloir être *la* Femme qu'elle est censée être – encore une injonction du grand Autre – elle ne sera pas *une* femme. Et ce malgré toutes les apparences, à l'occasion fort « réussies ». Il n'y aura pas rencontre possible de l'un vers l'autre, il n'y aura qu'un fantasme de femme à la recherche d'une représentation de l'homme.

S'acharner à coller à l'image que l'autre a de soi, s'y modeler, c'est toujours et encore refouler son désir. C'est demander à l'autre de le prendre en charge. C'est vouloir lui plaire pour, comme jadis, exister aux yeux de ses parents, de ses éducateurs. C'est chercher à satisfaire l'autre et ne pas se poser la question de ce qui – moi – me satisfait. C'est s'en remettre à *Celui qui sait*, ce grand Autre qui n'existe pas, ce grand Autre porté comme le bastion de nous-même, de nos pulsions, de ce qui nous échappe. L'autre comme miroir, l'autre comme représentation du grand Autre, l'autre est alors celui dont je dépends, pour me déprendre de moi-même.

Je me suspends à l'autre, à ce qu'il dit, à ce qu'il pense, à ce qu'il veut, comme ceci :

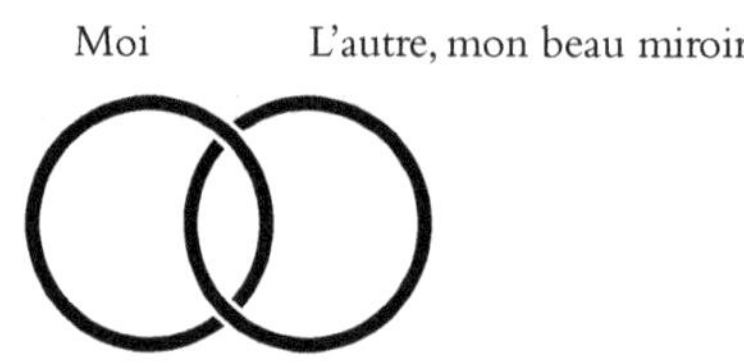

Cette volonté de plaire où je m'absorbe, où je disparais pour répondre à la demande du grand Autre est dans l'inconscient. Et en étant inconsciente, elle empêche, justement, la liberté et le plaisir de la séduction dans la réalité.

Se décoller du grand Autre

Si dans la réalité je séduis l'autre à grands coups de tenues affriolantes, de couleurs qu'il aime, je ne me « renie » pas pour me plier aux préférences de l'autre. Au contraire. J'existe et c'est moi, de ma propre volonté, qui réponds à ce que j'ai deviné ou entendu de l'autre, un autre qu'alors je suis capable d'écouter s'il n'est plus couvert par ce grand Autre. C'est moi qui veux lui plaire, parce que lui me plaît. Ce n'est pas le jeu qui me définit, mais moi qui définis le jeu pour que mon désir « capture » son objet.

En étant un sujet, en étant décollé du grand Autre de l'inconscient, je peux être caméléon dans la vie, je peux écouter l'autre et ses désirs, je peux les porter sans m'identifier, sans guetter l'ultime – et impossible – confirmation de ce que je suis. Je peux porter le vêtement qui plaît à l'autre sans me désoler de ne pas l'avoir choisi moi-même et de n'avoir pas su prévenir son envie, et sans renier d'autres styles qui spontanément me correspondent davantage.

Une fois l'inconscient vidé des aliénations au grand Autre, quand je serai débarrassé (e) d'elles, je pourrai dans la réalité nouer les mille attaches qui font les bonheurs de la relation entre l'autre et moi.

Aimer l'autre autrement qu'en le posant comme psyché – au sens de miroir –, c'est aller au-devant des différences, des ententes, des incompatibilités qui, explicitées, trouveront leur point de conciliation.

Se dégager de ces liens inconscients, au départ mis en place pour rassurer ma peur de l'inconnu, c'est construire solidement et concrètement un couple, une relation qui – dégagée de ses illusions inconscientes – peut être mobile, et adaptable.

La relation devient « musclée », elle est la volonté de deux êtres de former une troisième entité, leur couple, elle incarne cette volonté de se compter trois. Et non pas de s'en remettre à l'autre pour s'épargner soi-même.

Chapitre

Les liens du couple

Rencontrer l'autre, partager avec lui une vie c'est – encore – se confronter à l'imaginaire de ce qu'est un couple, de ce qu'on en pense, de ce que l'inconscient lui associe. C'est pourquoi il faut être deux sujets, deux êtres singuliers, en cette aventure délicate. Car outre le fait d'affronter tous les pessimismes inhérents au couple, il faudra traverser ce mélange de fantasme et de vérité que soulève sa conception, et lui survivre ! Autant de pièges que l'autre et moi ne pourrons éviter qu'à condition de nous être extirpés de nos propres confusions.

Le couple aliénant

Le couple – si l'on s'en tient à l'autre comme miroir de soi-même – est le lieu terrible des attentes et des demandes, donc à terme le lieu des déceptions. Je m'accroche par tous les bouts de moi-même à cet autre qui me garantit, moi. Sans lui, sans le couple que nous formons, je n'ai plus de consistance. Car l'autre, dans l'inconscient, est ma question, ma réponse, mon horizon, mon avenir, mon passé (il n'y a pas de place pour le présent), ma « raison » d'être…

Dans ces conditions, la réalité se révélera moins réjouissante : l'autre y sera mon aliénation, mon indifférent, mon ingrat, mon exigeant, mon routinier… Autant d'adjectifs qui oscillent entre le sentiment d'étouffer et celui que jamais l'autre ne me donne assez, en tout cas certainement pas à la mesure du temps et de l'énergie que je lui consacre.

Cette aliénation est ce qui empêche les membres du couple, l'autre et moi, de se considérer comme sujets indépendants. C'est-à-dire autonomes, libres de leur vie, libres de leurs décisions, libres de leur amour. En dépendant de l'autre, je dépends des circonstances extérieures, des obligations. Je m'en remets aux événements pour que mon amour survive au temps… Et si ça ne marche pas, ou bien ce sera la faute de l'autre, ou bien ce sera celle de la fatalité.

Cette dépendance – dont chacun a plus ou moins fait l'expérience – si elle est inconsciemment « choisie » pour que dure cet amour, s'avère le pire ennemi de celui-ci.

Plus l'autre et moi nous entourons de précautions qui assurent notre contrat, plus l'attache entre nous est fragile et le lien lâche.

Comme exemples concrets de cette aliénation « rassurante », il y a la maison à rembourser, les études des enfants à assumer, toutes ces responsabilités financières brandies comme les « bonnes » raisons, les arguments indiscutables qui nous tiennent l'un à l'autre, quelle que soit la santé de notre relation.

Bien sûr que ces contraintes existent, bien sûr qu'elles sont le lot de tout investissement dans une vie commune. Mais elles ne sont insurmontables qu'à force d'être voulues telles. Car si – à l'insu de chacun – ces liens inextricables ont été noués pour empêcher toute autonomie, pour se préserver du choix que l'on aurait, éventuellement, de refaire sa vie, ils prennent alors toute leur dimension aliénante, prétendument rassurante et réellement angoissante.

Toute dépendance dans la réalité, qu'elle soit ou non matérielle, n'a pas valeur de chaîne. À moins d'être associée à une dépendance inconsciente à l'autre. En ce cas, tout contrat entre l'autre et moi cherche à nous assurer un avenir sans surprise, c'est-à-dire sans désir.

Liens symboliques, imaginaires et inconscients

Les liens entre l'autre et moi évoluent dans le nœud borroméen. Ils s'articulent entre liens symboliques, imaginaires et inconscients.

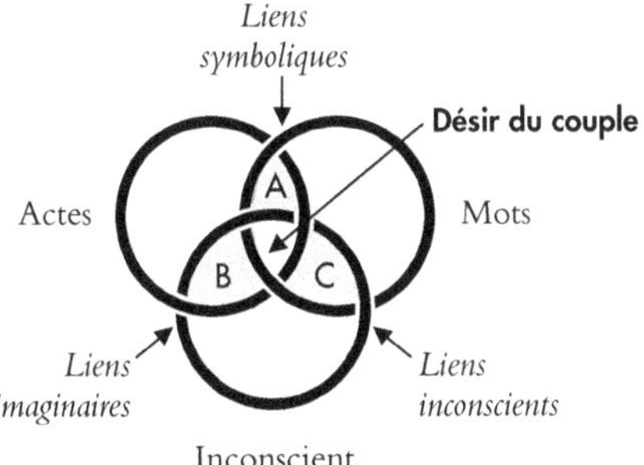

Le lien symbolique

Les liens symboliques, ce sont les mots que l'on énonce, les signatures que l'on appose. Les liens symboliques – d'une importance considérable malgré leur apparence anecdotique – seront les factures partagées, celles où les deux noms, si nous ne sommes pas mariés, seront consignés. C'est aussi le simple et merveilleux « je veux vivre avec toi » enfin prononcé.

Le plus puissant des liens symboliques est le mariage, puisqu'en cette alliance, l'autre et moi, officiellement, nous porterons le même nom. Et même si ce mariage est contracté en toute légèreté – pour des raisons fiscales par exemple –, inconsciemment il se révélera toujours bouleversant.

Le lien symbolique, c'est tout ce que la parole et l'écrit associent dans l'autre et moi.

Le lien symbolique est essentiel en ce qu'il engage et permet, du même fait, le désengagement. Si le symbolique dit « je veux », il a aussi la liberté du « je ne veux plus ». De même qu'un contrat se signe, il se dénonce. Si l'on ne s'est pas « mouillé » dans le lien symbolique, on se retrouve souvent coincé dans des obligations qui, étant tacites, sont impossibles à reformuler, ou à réadapter.

Le lien symbolique (zone A) est à la zone de recouvrement de la pensée sur le corps, là où les mots et les intentions recouvrent les actes. Le lien symbolique est ce qui donne sens à ces actes : exprimer que nous vivons ensemble, avoir nos deux noms inscrits sur la même boîte aux lettres donne ce sens-là à notre relation. Si les faits ne sont pas nommés, ils n'ont pas de sens, pas de consistance. Pas de réalité.

Une relation qui ne tiendrait que par ce lien symbolique pourrait donc se croire en totale maîtrise d'elle-même. Il n'en est rien.

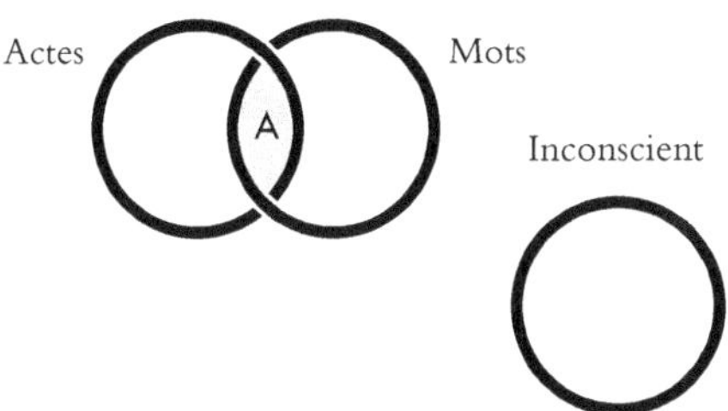

Dans cette configuration, en effet, je m'assure de l'autre en m'y aliénant dans la réalité. Nos dettes communes seront autant de « garanties » de faire notre vie ensemble. Il n'est alors pas permis au désir – comme lieu de rencontre entre les trois cercles d'être l'énergie qui nous unit. Car s'il n'y a pas d'inconscient, notre « nous deux » n'est que le fruit d'une réflexion, un contrat formel où ce qui est dit et décidé sera ce qui nous fait. Nous contrôlerons la situation. Et les frais que nous partagerons nous empêcheront de nous tourner vers un autre et d'envisager une autre vie.

Sauf que ce « contrat », en me préservant des tentations, ne fait aucune place à l'amour. Il n'est soumis qu'à l'obligation et au calcul.

Le lien symbolique est indispensable entre l'autre et moi, mais il ne suffit pas. En étant hors de l'inconscient, cette liaison est hors de l'amour, hors de la jouissance. Et sans jouissance – qui n'est pas seulement la jouissance des corps – l'autre et moi, ça ne tient pas.

Le lien imaginaire

Le lien imaginaire est constitué par les images que chacun associe au couple, à sa conception, à sa relation. C'est là que se déchaînent ma fantasmagorie du couple et mes projections d'un autre que j'imagine. Cette zone étant sous-tendue d'inconscient, c'est ici que mes actes dépassent ma pensée, que je me découvre poussé par d'autres causes que celles raisonnablement invoquées.

C'est également en cette zone B, en ce que le corps recouvre l'inconscient, que se situe ma relation physique, ma relation charnelle à l'autre. C'est là que, quoi que je pense et dise de mon désir, sa manifestation quelquefois m'échappe, pour le meilleur et pour le pire.

Par exemple, après avoir symboliquement rompu avec l'autre, après lui avoir exprimé ma désaffection, pris(e) d'une envie impérieuse, je vais magnifiquement lui faire l'amour. Je réalise par là que, quelles que soient mes motivations conscientes, mes visées inconscientes n'y adhèrent pas. À l'inverse, une liaison « raisonnable » - en ce sens qu'elle est mûrement choisie et décidée - peut ne pas emporter l'adhésion de mes pulsions. Et malgré mon attirance intellectuelle, malgré tout mon amour spirituel, mon corps se révélera hostile à cet autre dont les caresses ne m'émeuvent pas.

En cette zone B, lieu du lien imaginaire, se situe le grand Autre. Le grand Autre qui, glissé sous mon image de l'autre, va l'influencer, le conditionner.

Le lien affectif, ressenti physiquement, se situe là. Il transporte les émois mais aussi les aliénations au grand Autre de l'inconscient. C'est dans cette zone que, lorsque les mots sont absents, je me retrouve aliéné à l'autre, reflet imaginaire du grand Autre. L'autre et moi nous accrochons alors en une confusion d'attentes, de fantasmes, d'idéal, où mon désir est étouffé pour s'en remettre complètement à la demande supposée du grand Autre.

L'aliénation se dessine ainsi.

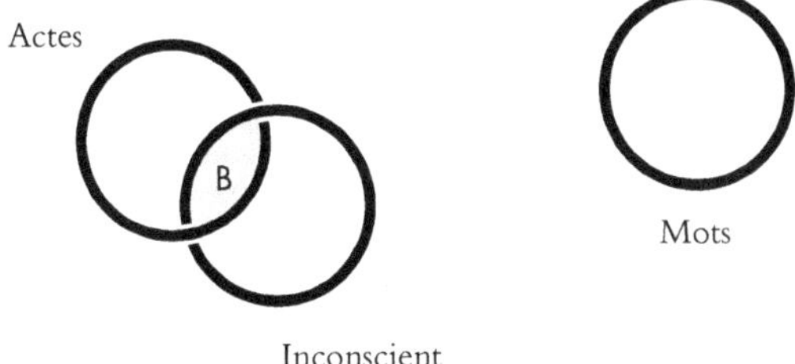

Dans cette aliénation le dialogue est impossible, et le sens des actes inexistant. Et si les mots manquent pour dire l'amour et s'y promener avec souplesse, ils manquent aussi pour me dégager de cette impasse où – inconsciemment – j'exige de l'autre qu'il m'assume, qu'il existe à ma place.

C'est dans cette configuration que l'analyse prend toute sa portée : en parlant, en me « risquant » dans les mots, je vais trancher dans ma confusion imaginaire, je vais donner sens à ce qui, n'étant pas nommé, n'en avait aucun. Je vais créer le lien symbolique qui me manque pour articuler ma relation à l'autre. Je vais nouer en un borroméen les trois cercles, et décliner ma liaison en trois liens : symbolique, imaginaire et inconscient.

C'est à cette condition que, dans la réalité, les dépendances entre l'autre et moi ne seront pas des jougs inconscients qui, coûte que coûte, nous maintiendront ensemble. Quitte à nous gâcher la vie.

Le lien inconscient

Dans la zone C, zone des *liens inconscients*, l'inconscient passe par-dessus la pensée, il recouvre les mots. Si la zone A donne du sens aux faits, la zone C est celle où les mots font acte. Recouverts d'inconscient, les mots en disent plus que ce que j'en sais, ils ne sont pas entendus par l'autre exactement comme je les énonce. Les mots révèlent cet écart – d'où s'entrevoit l'inconscient – entre ce que je dis et ce qu'ils peuvent vouloir dire.

C'est pourquoi parler nous intimide. Et particulièrement dans la joute et le jeu amoureux. C'est pourquoi le « je t'aime » si simple, si épuré soit-il, sera retenu comme une grenade qu'il est risqué de dégoupiller… car je ne sais pas où cela mène. Je ne sais pas tout ce que cela signifie, ce que cela peut engager, ce que l'autre en comprendra.

Si la relation à l'autre ne tient que par ce lien inconscient, et si le troisième cercle, celui des actes, ne vient pas les nouer, inconscient et conscient sont accrochés l'un à l'autre en une relation d'interdépendance.

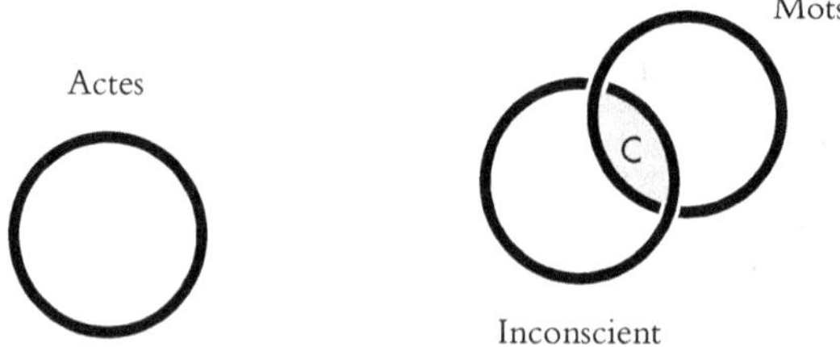

La liaison s'empêtrera dans des mots – énoncés ou ruminés mentalement – sous-tendus d'interprétations inconscientes. Il y manquera la participation du corps, celui qui porte l'acte et lui donne un sens.

C'est une liaison qui peut se noyer dans une logorrhée sans passage à l'acte, sans rapport à l'autre, une liaison où mes mots patinent dans ma propre histoire. Une histoire inconsciente dont je ne parviens pas à me dégager afin de donner corps à mon envie, et la réaliser.

L'autre n'est alors que la projection de mes confusions. Et cet autre, je ne le rencontre pas. Je le pense, mais je ne l'approche pas.

Le nœud tragique : *Bérénice*

Une illustration de ces liens, de ce « nouage », se trouve dans la pièce de Racine. Bérénice, son héroïne, a vécu des amours libres et heureuses avec Titus. Jusqu'à ce que le père de celui-ci meure. C'est à ce moment et à ce carrefour d'événements que se situe la pièce de Racine.

Cette nouvelle donnée bouleverse le cours radieux de leur amour : Titus est héritier, il doit accéder au trône et prendre le nom de César. Va-t-il sacrifier Bérénice aux exigences de la politique ? Car Bérénice est étrangère, et les Romains ne la toléreraient pas au côté de l'empereur.

« Qu'ai-je fait ? Que veut-il ? Et que dit ce silence ? »

Bérénice espère, Bérénice s'inquiète, elle veut voir Titus mais celui-ci l'évite. Elle réalise, dans la première scène qui les met face à face, qu'il n'est pas certain que l'amour que lui porte Titus résiste à l'appel du pouvoir.

De nouveau seule, après cette entrevue, elle se pose la question du lien, des liens qui l'unissent à Titus : « Qu'ai-je fait ? Que veut-il ? Et que dit ce silence ? » Cette question s'articule parfaitement dans le nœud borroméen.

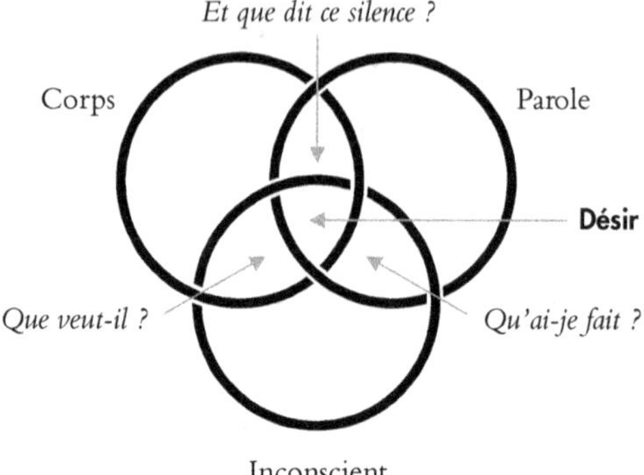

« *Qu'ai-je fait ?* » fait référence à tous ces mots que, dans la scène précédente, Bérénice a adressés à son amant. Elle lui a parlé spontanément – sans ménagement ni retenue – car elle ne doutait pas de lui ni de leur amour. Et ces certitudes tout à coup se fissurent.

En cette interrogation, en ce « qu'ai-je fait ? », se situe le *lien inconscient*. Car les mots de Bérénice, elle le devine, ont laissé parler l'inconscient dont ils étaient chargés. Ils ont dépassé sa pensée et elle ne peut pas savoir ce qu'ils ont fait, ce que Titus en a entendu, comment ces mots ont agi sur lui, sur leur couple et son devenir.

Bérénice a parlé à son amant. Elle s'interroge – après coup – sur la conséquence des mots qu'elle a lâchés, sur la responsabilité qu'ils ont engagée et dont elle ignore tous les tenants et aboutissants inconscients. Elle a parlé et ne sait pas ce qu'elle a dit. Elle ne sait pas davantage ce que peut-être il aurait fallu dire pour s'acquérir la fidélité de Titus.

« *Que veut-il* ? », question lancinante de soi vers l'autre... Qu'est-ce que l'autre désire, qu'est-ce que veut Titus, qu'est-ce qu'il attend d'elle ?

Dans cette question se situe le *lien imaginaire* : ce que Bérénice voit, ce qu'elle imagine et suppose être la demande de Titus, n'est peut-être qu'un fantasme qu'elle projette sur lui.

Dans cette question chaque amant se rue à un moment ou à un autre de la relation. Il serait si pratique, pour s'assurer de l'autre, pour ne pas le perdre, de s'en remettre à sa volonté, d'être et de faire ce qu'il désire ! Mais quelle est-elle, justement, cette volonté de l'autre imaginée et sous-tendue d'inconscient ?

Au cœur de cette question se niche le grand Autre, qu'en cette occasion l'autre – Titus – représente. Ce grand Autre aux attentes duquel je dois répondre pour acquérir son amour. Des attentes que je ne sais comment cerner : je ne peux que les imaginer et les lui imputer.

« *Et que dit ce silence ?* » Car Titus n'a rien dit, n'a rien répondu. Titus s'est tu.

Nous voilà au carrefour de l'image et des mots, nous voilà sur le lien symbolique. Car qu'est-ce que son mutisme révèle ? Quels sont les mots que Titus, en réponse aux miens, n'a pas dits ?

C'est ici que se noue le sens. C'est la question du sens que se pose là Bérénice : le sens du mutisme de Titus, le sens de ses intentions qui, n'étant pas dites, doivent se deviner.

Bérénice a parlé, sans vraiment savoir ce qu'elle a dit (le lien inconscient), sans être sûre de ce que Titus attend d'elle (le lien imaginaire), inquiète à juste titre de ce que le silence de son amant signifie (le lien symbolique).

À la conjonction des corps (l'imaginaire), de la parole (le symbolique) et de l'inconscient se loge le désir de Bérénice, un désir impérieux. Elle veut Titus. Et qu'il devienne empereur ne légitime en rien qu'elle doive disparaître de sa vie. Elle le veut, elle l'aime.

Des questions fondamentales

Cette question en trois volets (qu'ai-je fait, que veut-il et que dit ce silence ?) est inhérente à toute relation entre l'autre et moi. Car au nouage de ces trois interrogations se loge mon désir : désir du couple, désir de durée, désir d'aimer, désir de plaisir, désir d'enfant...

Dans ce contexte, celui de *Bérénice*, cette question est posée en sa dimension angoissante. Car Titus – Bérénice le pressent – va la sacrifier au pouvoir.

Mais cette question se pose tout autant dans des perspectives plus exaltées, très optimistes. « Qu'ai-je fait ? », c'est aussi, dans ce que j'ai dit, dans la conversation badine que nous avons eue : Qu'ai-je laissé parler de mon désir ? Qu'a-t-il compris ? Quel effet cela aura-t-il sur lui, l'autre ? A-t-il deviné combien il me plaisait ? Quand je lui ai dit : « J'ai passé une excellente soirée... », a-t-il pensé que je lui faisais du « rentre-dedans », que j'étais trop rapide, trop facile ? À moins qu'il m'ait jugée formaliste, ou coincée... Va-t-il me rappeler ?

« Que veut-il ? », et lui, qu'attend-il de moi ? Suis-je bien celle ou celui que l'autre imagine ? Est-ce que je lui plais ? Est-ce que je n'ai pas l'air trop « emballée » ? Peut-être me préférerait-il plus distante ? Et s'il n'avait eu aucune intention particulière ? Peut-être m'a-t-il invitée pour passer le temps, à défaut d'autres projets ? Et mes airs énamourés, c'est sûr, lui auront paru ridicules. Il doit aimer les femmes plus réservées…

« Et que dit ce silence ? » se traduit par : quoi que l'autre dise ou ne dise pas, je n'aurai jamais assez de ses mots, assez d'assurance quant au sens de notre histoire. Je ne suis jamais tout à fait sûre de ce que signifie « l'autre et moi », surtout du côté de l'autre. Il m'a laissée au bas de chez moi et m'a glissé « à bientôt ». Mais ça veut dire quoi ? C'est quand, « bientôt » ? Demain ? Dans trois mois ? Jamais ? Il m'a regardée bizarrement, après. Ou il a vu mon bouton sur le nez, ou il se demandait pourquoi il perdait son temps avec moi. À moins qu'il n'ait envisagé de m'embrasser…

Et lorsqu'à la conjonction de ces interrogations agit la folle envie que j'ai de l'aimer, le va-et-vient d'une zone à l'autre – d'une question à l'autre –, surviendra l'excitante aventure de l'amour, son mystère obligé.

Motivées par le désir, motivées par mon désir, ces questions soulevées et traversées ne se cantonneront pas dans l'impasse d'une réponse absolue. Car la réponse n'existe pas : ce que je dis, quand je parle, il m'est impossible d'en maîtriser les effets. Et comment savoir ce que veut l'autre quand moi-même je ne puis faire le tour de mon vouloir ? Parce que, même s'il me plaît, même si son invitation à dîner m'a transportée, j'hésite, j'ai peur, je ne le connais pas vraiment, je ne suis pas sûre que ce soit le moment. Je change de travail et de responsabilités, j'ai d'autres chats à fouetter ! Mais j'aime les heures que nous passons ensemble, et j'appréhende tellement de déchanter bientôt…

L'autre, comme moi, n'est-il pas traversé de contradictions, freiné d'appréhensions, n'est-il pas en vie et changeant sans cesse ? Et s'il me veut, moi, n'est-ce pas l'essentiel ? Quant à savoir ce que signifie son silence, ou le sens exact des mots qu'il prononce… je peux en connaître des intentions, mais pas toutes les implications. Comme j'ignore moi-même la plupart des sens que je manipule.

Le désir en questions

Si le désir tourbillonne au cœur de l'inconscient, des mots et des actes, le nouage est solide. L'amour est vivant, et il est à vivre.

Car ce n'est pas l'impossible réponse au « Qu'ai-je fait, que veut-il, et que dit ce silence ? » qui amenuise les perspectives d'un avenir ensemble. Au contraire.

Ces questions, en leur mobilité, sont la garantie d'une création permanente. Si elles ne trouvent pas *la* réponse, elles ont néanmoins *des* réponses : on fait le constat, après coup, des effets de sa parole. Il avait dit « à bientôt » et cinq minutes plus tard, à peine rentrée, j'avais un appel de lui. Il me proposait de nous revoir le lendemain. En cette seconde, je n'ai plus douté de ses intentions, ni des miennes. Demain, je le sais, j'en serai moins sûre… On saisit l'envie de l'autre, on devine à l'occasion son vouloir. Et le silence d'après l'amour, parfois, est tangible d'évidence.

Ces réponses se rencontrent et se quittent aussitôt. Elles s'inscrivent dans l'instant. Et si elles restent en mémoire, elles ne sont que la marque d'un moment passé, pas des années qui s'ensuivent. Il y aura d'autres « à bientôt » qui, selon les circonstances, s'étendront davantage dans le temps. Lorsqu'il travaille à l'étranger, son « à bientôt » pèsera parfois deux semaines avant qu'il ne revienne.

Mais que cet éphémère des réponses ne soit pas confondu de l'éphémère obligé d'un amour.

Un amour, un couple noué par le désir d'être ensemble, est en mutation incessante. Rencontrer des réponses, des assurances ponctuelles et répétées, connaître des bonheurs, n'épuise pas le capital de ce désir.

C'est même l'inverse : croiser, comme une surprise, l'amour de l'autre, et son amour à soi pour cet autre, c'est retomber amoureux du sentiment. C'est, encore et de nouveau, aimer l'autre. C'est, plutôt que d'épuiser les perspectives, s'ouvrir – l'autre et soi – à la surenchère.

En ces plénitudes alors vécues, ces plénitudes de l'instant, le « Qu'ai-je fait, que veut-il et que dit ce silence ? » se conclut par un superbe : « De toute façon, j'en ai envie ! » Et c'est ainsi que l'ignorance devient le terrain d'où jaillit la seule évidence valable : moi je l'aime. Moi j'ai envie.

Cette position n'est pas celle de l'égoïsme au sens péjoratif où on l'entend, c'est-à-dire en abstraction de l'autre. C'est celle du courage. Courage d'oser son désir, courage d'aimer, courage d'envisager un avenir sans certitude possible de celui-ci, courage de son envie sans attendre d'être pris en charge par l'envie de l'autre. Et ce courage, lorsqu'il rencontre un autre courage, tisse des liens plus solides que des semblants d'assurances. Des assurances qui ne sont que le paravent d'angoisses et de réticences à s'abandonner à l'amour.

Le mariage, un lien « sacré » ?

Qu'en est-il de cette institution ? Le mariage est-il le garant de la pérennité tant espérée ? Les faits démontrent que non, que le mariage n'assure de rien.

Alors le mariage serait-il un verrou à mon désir, la négation de cette dynamique de vie qu'aucun statut ne peut assigner à une permanence ? Il l'est parfois, mais pas obligatoirement.

Le mariage peut être le plus bel hommage à l'être aimé. Ce peut être la déclaration, officielle et devant témoins de l'envie, dans l'instant, de faire sa vie avec l'autre, sans pour autant savoir ce que sera demain.

Situons le mariage dans les circonvolutions du nœud borroméen :

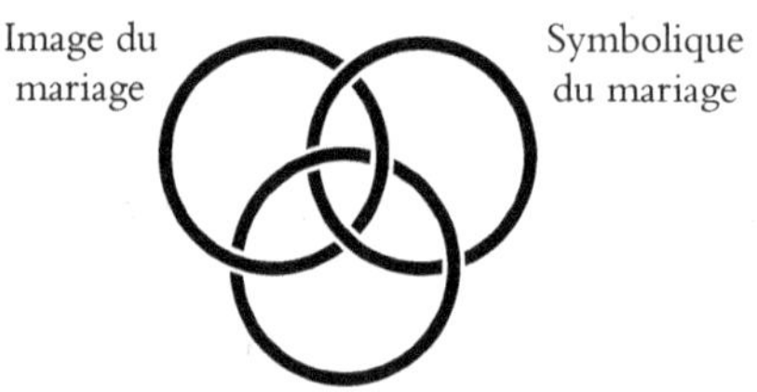

Mariage imaginaire et mariage inconscient

Il y a *l'imaginaire du mariage*, les bonnes et les mauvaises images, la vision idyllique de la belle robe, du plus beau jour de sa vie, vision d'un romantisme ébouriffant… sauf pour le chignon.

Le mariage joue son rôle d'image, aussi, dans sa mise en scène spectaculaire. Ce sera le jour où, aux autres – parents, amis –, je ferai la démonstration de ma vie, de mon amour. Quelquefois aux dépens de l'aimé, alors pâle réplique d'une pièce dont je suis le principal interprète ! C'est une fête que je veux réussir, un show que j'espère inoubliable.

Au plus sombre de cet imaginaire, le mariage sera associé à la fin du désir, puis à terme à la fin de l'amour. Il sera l'institution dans laquelle on s'engouffre pour être tranquille, où l'on imagine se mettre à l'abri des interrogations de l'amour. Où être marié(e) est le synonyme d'être « casé(e) ».

L'imaginaire du mariage contient tous les films que l'on s'en fait, tous les préjugés, les idéaux, tout ce qu'on en imagine pour soi, sur soi : d'être marié(e), cela va-t-il me changer ? Serai-je plus sûr(e) de moi ? De quoi l'autre et moi, mariés, aurons-nous l'air ?

Cet imaginaire du mariage est le réservoir des apparences que je suppose et que je fantasme être celles du mariage.

L'inconscient du mariage est le lieu – si l'on veut un mariage « viable » dans la réalité – qu'il faut vider de toutes les aliénations dont il est encombré.

Le mariage inconscient fait référence à d'autres mariages, comme celui de ses parents. Et à ce qu'eux-mêmes ont inconsciemment transporté de références à leurs familles, à leurs origines respectives. Cet inconscient du mariage pose les grandes lignes d'un scénario déjà écrit, où je ne dispose pas de pages blanches pour inventer et écrire au jour le jour ma propre histoire, mon propre mariage.

Toutes les confusions citées au fil de ces pages : ce rapport au grand Autre, cette fusion espérée, ce désir pris en charge par la demande de l'autre, toutes ces projections d'une union qui assurerait ma permanence, tous ces symptômes – en cet inconscient du mariage – trouvent leur point d'orgue.

De ces liens, de ces associations, il faut se détacher pour une alliance librement consentie.

Se libérer de la malédiction du mariage

Si, en une aliénation dont je ne peux me défaire, en un nouage qui n'est pas borroméen, nos images du mariage s'accrochent à des correspondances inconscientes cette aliénation peut signifier que j'imagine le mariage comme la mort de l'amour.

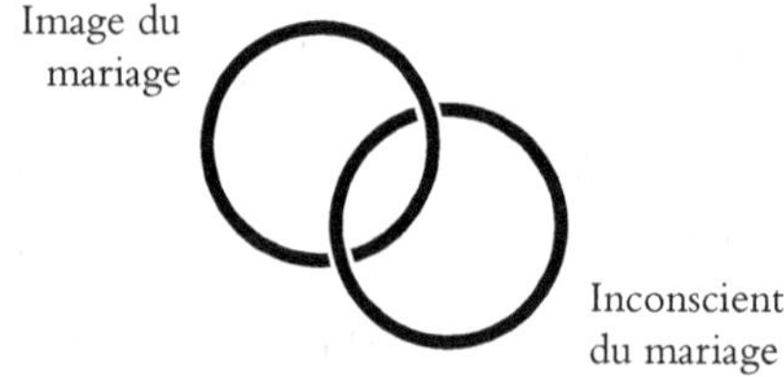

Ceci est lié à l'inconscient de schémas familiaux où, même si l'apparence était sauve, si les parents étaient l'illustration parfaite du couple uni, l'enfant, sans être capable de le formuler, savait que le désir avait déserté la couche parentale. Ce même enfant, devenu adulte, assimilera donc le mariage à la fin du désir. L'autre, mari ou femme, ne pourra plus être l'amant(e). Et ce n'est pas le mariage, en tant qu'institution, qui induira une libido paresseuse, mais cette référence parentale à laquelle il est inconsciemment associé.

En revanche, si je fais émerger cette influence inconsciente au conscient, la fatalité de cette relation peut alors être rompue, remettant le « dessus-dessous » défaillant dans le bon sens.

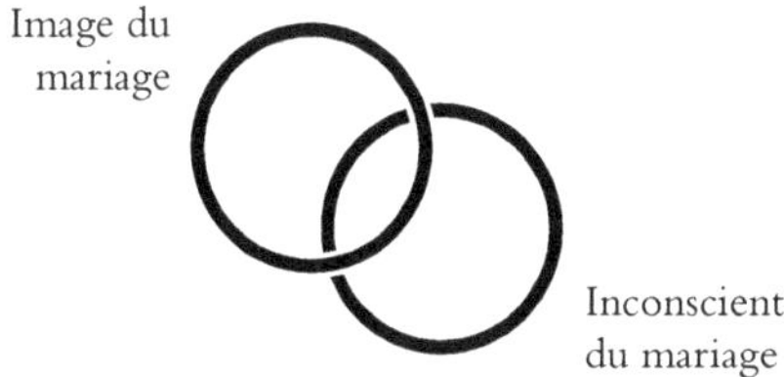

Alors l'imaginaire et l'inconscient du mariage ne marcheront plus ensemble en leur incontournable fatalité, leur alliance maudite. Et le rajout du troisième cercle, la symbolique du mariage, nouera ces liens entre eux et donnera au mariage un autre sens. Un sens qui est le mien, qui me libérera de cette « malédiction ».

Symbolique du mariage : la Loi et l'Œdipe

Le *lien symbolique* est celui du contrat. Un contrat au regard de la loi. Le lien symbolique est – pour la femme – celui de son nom changé, le patronyme qu'elle a quitté pour celui de l'autre. C'est la confrontation entre la loi civique et une autre Loi, celle d'Œdipe.

L'Œdipe, précisons-le d'emblée, n'est pas une tare, et encore moins une maladie. Chacun s'est construit – qu'il y ait ou non des parents – sur la base d'un complexe d'Œdipe, échafaudage de notre vie amoureuse et sociale. On ne « quitte » jamais tout à fait cette structure œdipienne, on en décolle, on s'en aère. Et en s'y confrontant, si nécessaire, on cesse d'en être constamment et malgré soi le jouet. Dans l'inconscient bien sûr.

Car les traces – improbables – d'un éventuel désir conscient de son père ou de sa mère, ou plus simplement une admiration revendiquée de ces mêmes parents ne nous conduisent pas sur la route de l'Œdipe tel que l'entend la psychanalyse. Il faut d'ailleurs se méfier de l'utilisation courante et abusive de ce terme dans les conversations.

Le mythe d'Œdipe – qui épouse sa mère après avoir tué son père – est l'histoire de nos pulsions inconscientes. Des pulsions qui n'ont pas de rapport direct avec la réalité de nos parents, de nos amours. Faire le procès de son père ou de sa mère ne résout pas un « complexe » d'Œdipe. Épouser un homme ou une femme plus âgé(e) que soi n'est pas toujours la conséquence d'un Œdipe mal « digéré ». Car l'amour, tout simplement, se contrefout des âges. L'Œdipe qui nous encombre, et dont s'occupe la psychanalyse, concerne le grand Autre de l'inconscient.

Nous ne nous attarderons pas ici sur l'Œdipe. Mais retenez qu'en son utilisation effrénée il est coupé de son sens inconscient. De plus, ce terme est entaché d'une culpabilité encombrante alors que – je le répète – le complexe d'Œdipe est aussi ce qui nous constitue.

Le mariage, à l'endroit où l'inconscient recouvre le symbolique, induit un changement de nom. Or, si c'est une formalité du côté du conscient – c'est-à-dire du côté du symbolique –, c'est une déflagration du côté de l'inconscient. Car ce nom, notre nom, est ce qui nous constitue. Il est ce qui nous fait. En changer n'est jamais anodin. Le partager non plus.

Il est des mariages qui n'en sont pas, des changements de nom qui, inconsciemment, se refusent obstinément. Ce qui n'empêchera pas un port allègre du nom marital. L'impossible coupure s'entendra dans les lapsus, comme cette femme qui – innocemment – présente son nom de jeune fille comme son « vrai nom ». Il s'entendra aussi dans le recours au pseudonyme, quand sous couvert de dissocier la vie publique de la vie privée je reste nommément la fille de mon père. Là encore, n'en déduisez aucun systématisme ! C'est un exemple, et non pas le lot de toutes celles qui, ayant gardé leur nom de jeune fille, seraient d'éternelles filles à leur papa inconscient. Quelquefois, la raison de ce choix est réaliste et solide : le nom sonne bien, mieux que le nom marital. Et son « marketing » – indispensable à certaines professions – est plus efficace. Il faut se méfier des conclusions abusives – même si quelquefois elles sont justes – que l'on tire en balançant le complexe d'Œdipe à tout va, le complexe d'Œdipe comme cause et raison de tous les conflits, de tous les comportements, de leurs apparences.

Car c'est en agissant dans l'inconscient que l'Œdipe est un frein, c'est dans l'inconscient qu'il faut s'en « décoincer » pour, dans la réalité, se marier sans répéter un schéma qui n'est pas le sien.

Le mariage : un saut dans le vide

Lacan définit ainsi le borroméen : « Matière sonore, matière des idées, nouées par le rond du vide. »

La matière sonore, ce sont les mots énoncés, le contrat de mariage signé qui conclut le : « Veux-tu me prendre comme époux (ou pour épouse) ? » C'est le lien symbolique.

La matière des idées, ce sont les images que l'on a de ce mariage, les espoirs et les fantasmes que l'on investit dans cette union, mais aussi les visions – comme des spectres – dont on ne veut pas. Entre ce contrat passé et ces idées – parfois des idéaux –, une réalisation est possible si le vide les noue.

Le vide c'est l'inconscient. Un inconscient que n'obstrue pas la répétition d'un schéma passé, le déni de son désir, la peur de la mort, l'angoisse de la vie. Un inconscient qui n'est pas englué dans l'idéal du grand Autre, ni dans son narcissisme infantile, un inconscient dont les refoulements n'ont pas comblé les béances. Ce vide, c'est dans l'inconscient un état où ce que je crois être est réduit à néant, où je n'existe que par mon désir et le nouage de mes pulsions.

En étant délivré (e) de cette existence inconsciente où, comme l'écrivait Rimbaud, « Je est un Autre », délivré (e) donc de cette croyance de soi qui n'est que celle du grand Autre, j'existe, au sens plein et jouissif du terme, dans la réalité.

J'existe, c'est-à-dire que j'agis, j'imagine, je pense et je fais, sans adhérence obstinée à la référence inconsciente au grand Autre, d'où je ne peux pas évoluer.

Ce dégagement des intentions inconscientes permet alors toutes les intentions dans la réalité. Il permet un « je veux me marier », dégagé du « il faut que je me marie » malgré soi porté. Ce « je veux me marier » créera sa propre voie. Une voie dont rien n'est garanti, mais où l'échec, cette fois, n'est plus obligé.

Chapitre 7

L'échec

On tient à réussir sa vie, à réussir son couple. C'est qu'en latence de cette réussite se profile son pendant : la peur de l'échec.

Qu'est-ce que l'échec ?

Cet échec, où se situe-t-il ? Au regard de quoi ? De qui ?

On peut d'emblée distinguer deux sortes d'échecs.

L'échec qui grandit

Il y a ce qui ne fonctionne pas comme on l'avait prévu, qui oblige à changer de projet, qui parfois paralyse un temps, jusqu'à ce que l'on modifie sa direction, que l'on trouve une autre route. Cet échec-là, revisité après coup, s'avère plutôt être une réorientation – quelquefois douloureuse – de son désir. Dans la vie de couple par exemple : l'autre et moi avons échoué en notre tentative de vie commune. De cette rupture, qui comme toutes les ruptures fut pénible, je me relève grandi(e), d'autant plus disposé(e) à aimer. Et j'aime, effectivement. Et ma vie avec ce nouvel autre me plaît ; malgré son lot d'inévitables contraintes, mon quotidien est harmonieux.

Cet exemple, dans cette « catégorie » d'échecs, est celui d'un raté – vécu comme tel dans l'instant – qui nous conduit sur la « bonne » route. Celle de notre désir, celle de notre bien-être. Ces échecs-là sont la vie, tout simplement. Une vie à laquelle se heurtent nos idéaux, nos incompréhensions, et tellement de certitudes à laisser choir.

Ce ne sont pas des échecs au sens « chrétien », au sens d'une récompense à terme du genre : « il faut souffrir pour être beau », et pourquoi pas pour être heureux… Non. La souffrance ne garantit aucun bonheur à la clé, si ce n'est – éventuellement – dans l'au-delà. Ce sont des échecs qui, à terme, se transforment en expériences : en étant traversés, puis dépassés, ils conduisent ailleurs, ils font voir la vie autrement, ils induisent des imprévus parfois heureux. Ils assouplissent, surtout : puisque ça ne passe pas de ce côté-là, je vais donc essayer de ce côté-ci.

> Puisqu'à force d'obliger l'autre à faire tous les week-ends du sport « pour son bien », il en a eu assez et m'a quitté(e), puisque ça n'a pas marché j'ai révisé mes positions. Cet autre avec qui je vis aujourd'hui adore les grasses matinées du dimanche. Je ne vais plus contre ses préférences, et je continue à m'entretenir physiquement sans harceler l'autre avec ce que je crois meilleur pour lui.

Ces échecs sont ce qui n'a pas tourné comme on le pensait, comme on l'avait projeté. Ils sont les impondérables de la réalité, les réglages à opérer sans cesse pour que mon projet s'adapte aux faits. Ces échecs ne m'empêchent pas d'aboutir. Ils m'obligent seulement – et c'est parfois pénible – à réviser ma façon de faire.

Les échecs à répétition

Et puis il y a les autres échecs. Des échecs qui ne réussissent rien dans la réalité, mais qui réussissent dans l'inconscient : ils réussissent à ce que je ne dérange pas mon fantasme, ils réussissent à ce que je ne risque pas mon désir hors de la forteresse imaginaire où il est refoulé.

Ces échecs sont répétitifs, ils en deviennent prévisibles. Ils sont mis sur le compte du « pas de chance », ils sont imputés à la société, à l'autre qui a mal fait, qui n'a pas dit, qui n'a rien compris. Ce sont des échecs grâce auxquels ma position reste immuable.

Dans la première catégorie, au contraire, c'est ma position à moi qui est bousculée, qui est délogée de son statisme. Avant je savais ce qui était mieux pour l'autre, faire du sport par exemple. J'ai réalisé depuis que mes positions n'avaient pas de raison objective d'être toujours les « bonnes ». J'ai appris à écouter l'autre, à infléchir quelques-unes de mes certitudes.

Dans la seconde catégorie d'échecs, le monde – hostile en l'occurrence – tourne autour de soi. Ces échecs n'égratignent pas mes certitudes. Au contraire ils les confortent : on savait bien que ça ne marcherait pas, que l'autre était trop indépendant, ou trop jaloux. Et puis cela confirme que l'on est exigeant, difficile à vivre (notre mère nous l'a toujours dit, d'ailleurs...), tout en nous dispensant de mettre un bémol sur notre logistique de célibataire et d'essayer un nouveau mode de vie à deux, ensemble.

Ma position est tout à fait figée : ou bien c'est moi qui suis toujours « comme ça », ou bien ce sont les autres qui, « comme d'habitude », n'assument pas. Ou encore j'en conclus, pour me flatter, que je fais peur aux autres et qu'ils se débinent devant ma personnalité, voire – autre éventualité – que de toute façon personne ne m'aime.

On peut ainsi aligner les exemples de « bonnes » et incontournables raisons qui font que cela n'a pas marché, et que le cours des événements s'est retourné contre moi et mes espoirs. Et je me retrouve une fois de plus au même carrefour de mon histoire, à son bilan immuable : les comptes n'ont pas varié, je m'inscris toujours en déficit de bonheur, en surplus de découragement.

Le « comme d'habitude » est essentiel dans cette catégorie d'échecs. Ces échecs ne sont pas des incidents imprévisibles (l'imprévisibilité étant un paramètre incontournable de notre humanité), plus ou moins graves, quelquefois tragiques. Contrairement à la première catégorie d'écueils, ces échecs me ramènent invariablement au même point de départ, qui est aussi celui de mon arrivée. Aucun de ces échecs ne fait office d'expérience, ils sont plutôt l'alibi pour n'en tenter aucune. Car puisque « ça » ne marche pas, à quoi bon essayer ? Sauf que ce « ça » qui ne marche pas, c'est un même circuit qu'à chaque fois j'emprunte. Le circuit familier de mon échec, d'où je pars et où je reviens.

Or le nœud borroméen n'a pas de démarrage, pas d'arrivée. Sa dynamique est incessante. En étant trois cercles noués, en étant deux par deux indépendants, le corps, la pensée et l'inconscient s'adaptent aux événements, ils les rallient à leurs intentions.

Dans cette catégorie d'échecs en répétition, le nouage des trois cercles est figé. Il n'est pas borroméen.

L'échec : un symptôme pour ne pas « bouger »

Considérons une structure où l'imaginaire et l'inconscient sont accrochés. Où ce que j'imagine être – par exemple mon idée du mariage – est noué à une structure inconsciente. Une structure inconsciente qui – en sous-texte – le voue à n'être que la scène rejouée du divorce de mes parents.

Si de ce divorce je me crois consciemment affranchi(e), un refoulement infantile continue d'en refuser le bien-fondé et l'a inconsciemment transformé en fatalité.

Dessinons cette « inversion de carrefour ».

Au lieu d'être ainsi… …la structure sera celle-ci :

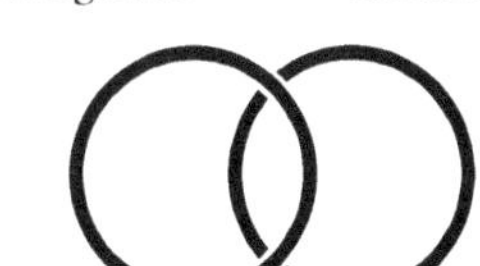

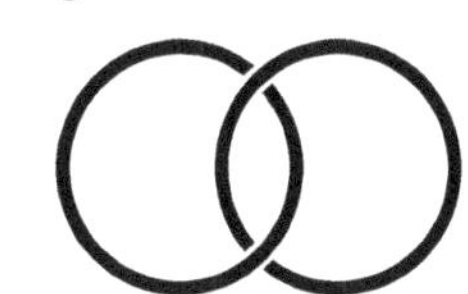

Rajoutons à cet « accrochage » l'anneau du conscient, dans l'esprit du borroméen. C'est-à-dire que les anneaux, deux par deux, sont indépendants. Sauf l'inconscient et l'imaginaire du mariage, qui eux sont accrochés.

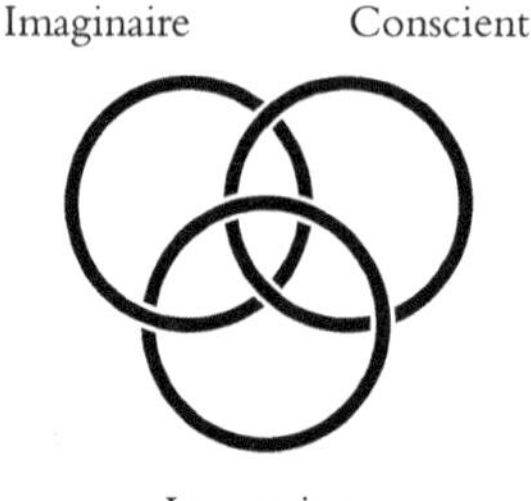

L'anneau du conscient, on le voit sur ce dessin, de par cette seule inversion de dessus-dessous entre inconscient et imaginaire peut passer sous l'inconscient, passer sur l'imaginaire, glisser de la structure sans qu'aucun nouage ne le retienne.

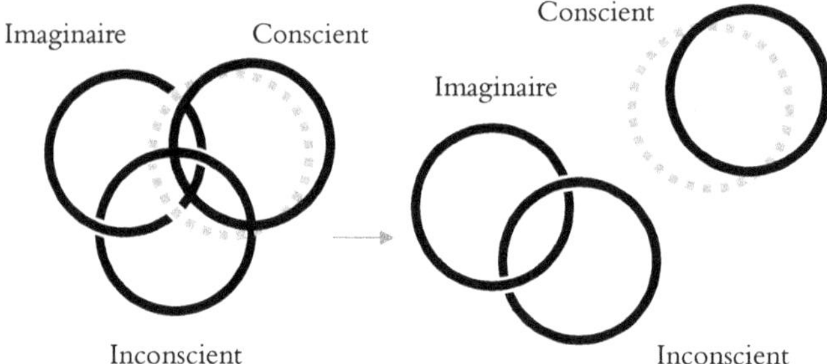

Il en résulte une pensée, une parole portée par une conscience dégagée de cette intrication entre imaginaire et inconscient : ce que je dis n'est pas noué à ce que je fais, à ce que j'agis avec mon corps – lieu de mon imaginaire.

Un symptôme utile

Dans la réalité, cette structure serait celle de la folie. Ce serait celle d'un discours incohérent, de mots alignés qui ne feraient corps avec rien. Il faut donc qu'un quatrième anneau vienne à mon secours. Un anneau pour nouer le rond de mes mots à ceux de mon corps et de mon inconscient. Un anneau pour relier mes intentions à mes actes, et à l'inconscient de ceux-ci.

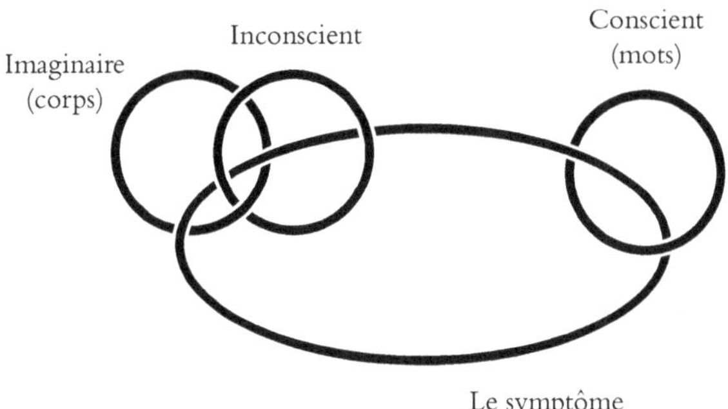

Ce rond-là est ce qui constitue mon « symptôme ». Mon symptôme en ce qu'il a d'utile. Comme une douleur physique qui indique une pathologie, ce « symptôme » signifie que quelque chose chez moi ne va pas.

Car le symptôme s'est installé, il s'est fabriqué pour empêcher – à un moment donné – la désorganisation de mon psychisme. Mais aujourd'hui ce symptôme m'encombre, et je ne parviens plus à m'en libérer. Parce que je crains inconsciemment la folie qui me guette si par lui je ne suis plus tenu(e).

La psychanalyse, qui est une cure par la parole, travaille « sous » le symptôme. Ce n'est pas tant d'en dégager la personne dont – dans un premier temps – elle s'occupe, que de rattacher le rond des mots, c'est-à-dire le conscient, à l'imaginaire et l'inconscient.

Jusqu'à ce que ce quatrième rond du symptôme perde sa fonction de dépannage, de roue de secours. Le symptôme alors se délie, et les mots, comme des ciseaux, le coupent. Il n'est plus nécessaire à la cohérence de ma structure. Je peux m'en défaire.

Cette « nécessité » du symptôme explique que les phobies – qui participent de ce quatrième rond – ne se résolvent pas avec un peu de bon sens. J'ai beau savoir que la petite araignée croisée dans ma salle de bains ne va pas me manger, je suis quand même tétanisé(e) devant sa vision, incapable d'agir. J'ai compris depuis longtemps qu'aucun loup ne se cachait, la nuit, sous mon lit, pourtant l'obscurité totale continue de m'affoler.

Ces angoisses sont les remparts d'une peur plus terrifiante encore : celle de mon désordre psychique. Une peur qu'il s'agit d'appréhender pour s'affranchir de ces phobies.

Un échec rassurant

L'échec, en sa particularité de retour au point de départ, l'échec comme une répétition est un symptôme.

Il est ce quatrième rond.

Je dis et je pense que vivre à deux est une expérience formidable, enrichissante, la seule véritable aventure qu'un homme et une femme puissent partager. Mon imaginaire et mon inconscient, eux, sont couplés sur le schéma traumatisant selon lequel l'autre – inévitablement – va me tromper, que je vais être quitté(e), que les enfants que nous avons eus seront déchirés comme je l'ai été moi-même dans mon jeune âge, qu'ils seront les enjeux de notre guerre d'adultes d'où personne ne sortira vainqueur. Cette épée de Damoclès de l'échec assuré n'a pas franchi les portes de ma conscience. Je me pense dégagé(e) de tout modèle, décidé(e) à vivre un couple différent du piètre exemple parental. Mais si la fatalité de l'hérédité ne me préoccupe pas, mon inconscient, lui, y croit. Les images qui s'en nourrissent, aussi.

Le quatrième rond, alors, nouera ces antinomies : d'un côté ma « pensée » du mariage, une pensée positive et réjouie, de l'autre la confusion imaginaire et inconsciente, l'inéluctable descente aux enfers de notre union. Car, à force de ne pas se « côtoyer », ces deux positions n'ont même pas la possibilité de s'affronter, et d'éventuellement se convaincre. Je suis bloqué(e) entre ces deux extrêmes qui ne se rencontrent pas.

Ce quatrième rond sera donc celui de l'échec. Un échec « rassurant » car, même s'il est catastrophique, il me situe. Or, nous l'avons vu au fil de ces pages, notre penchant principal – et paradoxal – est de vouloir nous situer quelque part, et de nous y attacher. Et il n'y a rien de tel, pour justement se situer, que ces répétitions qui nous définissent, ces impasses où nous nous reconnaissons.

Le quatrième rond ne remet pas en cause l'aliénation entre inconscient et imaginaire, il ménage leur fixité. Et il rattrape la conscience – ma raison – en lui évitant de divaguer seule dans la pure abstraction de son soliloque. Grâce à cet échec, je noue entre eux les incompatibles, je ne prends le risque d'aucune décision qui trancherait entre ces positions, je ne mets pas en cause un système psychique bancal et menacé.

Ce quatrième rond peut être par exemple celui du choix - involontaire et *a contrario* du discours de Jacques qui idéalise le mariage -, d'une profession qui l'oblige à quitter souvent sa ville, voire son pays. Or, « pas de chance », ces mutations s'imposent alors qu'il vient de rencontrer Hélène et que l'idée de bâtir - enfin - une vie, un quotidien avec elle, commence à le tarauder. À le séduire. Mais les événements, à chaque fois, en décident autrement. Et sa vie professionnelle, si elle est passionnante, est malheureusement ponctuée de ces départs et de ces renoncements à l'amour tel qu'il rêverait le vivre.

Dans ce cas, si le choix conscient est celui d'une profession nomade dans laquelle Jacques se sent bien malgré ces « inconvénients », le choix inconscient peut être ce quatrième rond du symptôme, ce rond de l'échec : en dépit des apparences, grâce à ce style de vie Jacques n'a pas de libre arbitre, il ne se risque pas à oser sa vie hors des structures inconscientes qui sont les siennes. Le métier de Jacques aura été inconsciemment choisi pour que ce qu'il dise et pense (le rond de sa conscience) ne se confronte pas à l'imaginaire de son destin, alors incompatible avec sa philosophie. Jacques peut discourir sincèrement sur un idéal de partage, sur un bonheur intense entre Hélène et lui, sans s'aventurer à le réaliser. Ses amours n'échoueront pas sur une tentative de couple qui inconsciemment le terrorise. Elles seront le sacrifice à faire pour vivre la vie qu'il a décidé de vivre et, à terme, l'échec obligé de sa vie affective et familiale. Un échec qui le préserve de l'inéluctable naufrage du mariage dont il est inconsciemment convaincu, tout en entretenant le discours - sincère - du couple comme la plus belle entreprise qui soit.

Cela dit, ne nous méprenons pas : tout métier impliquant des voyages n'est pas une échappatoire pour ne pas soulever le voile de ses refoulements, pour ne pas se confronter à ses conflits, à ses fixations ! Tout métier, tout mode de vie, toute structure familiale, même à contre-courant des normes, tout ce qui participe d'une envie *et non d'une défense névrotique ou d'un refoulement*, tout s'accommode de la réalité, s'y adapte, et réussit. Pour reprendre l'exemple de celui qui a la bougeotte, s'il est motivé par son désir inconscient, il rencontrera un autre aux mêmes goûts, et les enfants qui en naîtront auront le plus bel exemple éducatif qui soit : celui de parents qui vivent leur envie sans prix à payer, sans sacrifice. Ou, au contraire, l'autre rencontré – qui, lui, privilégiera la stabilité d'un foyer – nous apportera la sérénité, un havre de paix où nous serons heureux de nous poser avant d'en repartir gonflé à bloc et débordant de projets.

Dans ces cas-là, il n'y a pas de quatrième rond. La structure est celle d'un nouage borroméen où mon corps, mon esprit et mon inconscient s'articulent sans aliénation, sans condition, sans renoncement sacrificiel ni frustration. Sans symptôme. Il y a rencontre entre l'autre et moi, il y a rencontre de nos désirs, et réalisation de ceux-ci dans notre réalité.

Le « tout ou rien » : l'échec à coup sûr

En fait, la répétition de l'échec – de l'échec comme nouage – est une perspective à deux dimensions : celles du Tout ou Rien.

Le Tout, ce sont les mots : je voudrais vivre ma vie exactement comme je la raconte. Le Rien est cette interaction du corps et de l'inconscient : rien ne fonctionnera, je n'y arriverai pas, je ne peux rien bâtir, les dés en sont jetés. Le quatrième rond de l'échec – en sa répétition – tient ensemble les théories que je ne mettrai pas en pratique (mon Tout et mon Rien) et ma certitude de l'issue que je ne vérifierai pas non plus.

C'est d'ailleurs tout l'intérêt de cet échec, sa « réussite » même : il réussit à protéger ma structure d'un scénario que je n'aurais pas prévu, un scénario qui ne serait ni le Tout ni le Rien, un scénario qui m'obligerait à inventer ma vie au jour le jour, puisqu'aucun modèle ne la soutiendrait.

Ainsi expliqués, ces bricolages inconscients qui bousillent ma vie, qui entravent mes amours, paraissent ridicules. On se dit : « Je n'ai qu'à jeter ces peurs aux orties, et vive la vie ! Allons-y ! » Or il est très angoissant, inconsciemment, de quitter un mode de fonctionnement qui, aussi frustrant soit-il, est néanmoins rassurant. Rassurant car je le connais bien, ce fonctionnement, tellement bien…

La psychanalyse face à l'échec amoureux

D'où la difficulté de la démarche psychanalytique : c'est à cette structure-là que l'on va s'attaquer, décontenançant le patient qui arrivait avec son symptôme pour le résoudre. Car ce symptôme, pour qu'il débarrasse définitivement le plancher de sa vie, sera à écouter. Il faudra le localiser, repérer ce qu'il permet de nouer, quelle est son utilité inconsciente. La parole du patient glissera d'un rond à l'autre, elle se heurtera aux dessus-dessous, elle en changera le sens et redoutera les conséquences de ces inversions, jusqu'à se hasarder dans l'inconnu d'une structure différente. Une structure qui ne sera plus celle de ses répétitions. Une structure qui l'effraie car, contrairement à la précédente, elle n'a plus le repère de ses échecs obligés.

Car si nous présentons cette compulsion de l'échec comme un outil compensatoire, un bricolage qui cahin-caha tient la structure psychique, ces échecs-là, dans la réalité, sont les empêcheurs de bien vivre, de bien aimer. Un « bien » qui n'est pas à entendre au sens moral du terme, mais dans le sens du plein et du bon.

Ces échecs font souffrir. D'une souffrance qui n'est pas celle de l'accidentel de la vie, de son lot de mauvaises surprises, de deuils, de maladies : c'est une souffrance dans laquelle on est empêtré, que l'on peine à définir, qui manque d'objet, de raison, de légitimité. C'est la souffrance du mal de vivre, celle que l'on impute aux saisons, au temps qu'il fait, à l'âge, à la société, aux hommes et à ce qu'ils sont, aux femmes et à ce qu'elles sont devenues. Cette souffrance est un mal sourd, un mal que les mots feront parler pour l'extirper des limbes de l'inconscient, pour la ramener au grand jour et l'identifier. Et s'en débarrasser.

Car ce quatrième rond, ce rond du symptôme, ce rond de l'échec, qui au moment de son élaboration avait sa raison d'être inconsciente, n'est pas tragiquement définitif.

Retrouver le nœud borroméen

Si les trois ronds de l'imaginaire (celui du corps), du conscient et de l'inconscient se nouent à la façon borroméenne, le quatrième rond devient alors superflu.

Avant de s'attaquer à l'échec, à ce quatrième rond, avant de lui « faire la peau », il est essentiel de repérer le dessus-dessous qui entrave la structure.

Sur le schéma 1, le point A – ici poinçonné – accroche ensemble l'imaginaire et l'inconscient alors que, si tout va bien, l'inconscient glisse librement et sans attache sous l'imaginaire. C'est ce sens-là qu'il convient donc d'inverser.

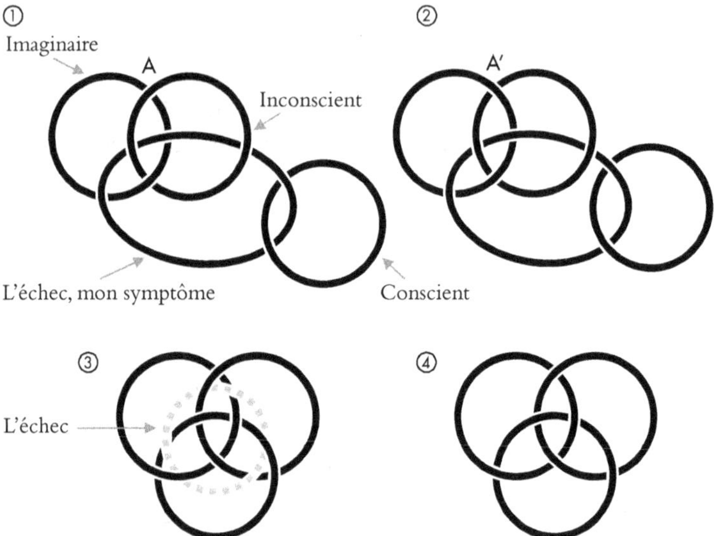

Chercher le sens dans les mots

Et c'est en parlant, en brassant tous les sens par mes mots énoncés, que je peux décoller de ce sens unique qui m'aliène. En parlant, mais à condition d'être écouté(e). Et de par cette écoute, comme en retour, me réentendre moi-même et autrement (ce que ne permet pas une bande magnétique qui ne me retraduirait aucun autre sens que celui que j'assigne à mes propos).

Le dégagement de ce sens A initial – ce sens qui par exemple fixe le mariage en une perspective angoissante et vouée à la rupture – permettra le « décrochage » de mon imaginaire et de mon inconscient, en A'.

Désengagés les uns des autres, encore tenus par le symptôme (schéma 2), les trois anneaux peuvent alors se déplacer jusqu'à se nouer en borroméen : deux par deux, indépendants et liés ensemble par le troisième (schéma 3).

Ce nouage s'effectue à coups de mots qui glissent les uns sous les autres, qui se rencontrent et créent du sens, d'autres sens. Le mariage sera alors comme un pont sous lequel couleront des sens différents au gré des moments : le plus beau jour, le partage, la menace de la routine, un confort administratif, le plaisir de vivre et d'évoluer ensemble, quelquefois les ras-le-bol, puis de nouveau l'engouement, l'étonnement… La structure est solide, car sans fixités, sans névrose. Elle est traversée d'assez de sens pour s'adapter aux circonstances.

Et le symptôme – mon échec obligé – ne m'est plus d'aucune utilité. Il n'existe plus qu'en sa fonction de boulet, un boulet qui m'empêche d'avancer, d'inventer ma vie et de l'épanouir. Je peux alors le couper, et m'en débarrasser (schéma 4).

Les voiles levés de la psychanalyse

Le déroulement ici décrit n'est pas chimérique. Il n'est pas une opération magique dont je serais – peut-être – l'heureux bénéficiaire, et qui me sauverait. Ce déroulement est celui des mots brassés, prononcés. Ces mots qui, étant dits, révéleront ce sens précis, et faux, sur lequel ma structure s'est construite. Mais ce sens se cache, il est inconscient, il est refoulé. Il est une souffrance que malgré moi je ne veux pas réveiller, même au prix de celles, quotidiennes, qui à force de la compenser ont pris le relais.

La peur de cette souffrance – de cette souffrance cachée et ignorée – est plus terrible encore que la souffrance elle-même. Car lorsque je m'y confronte, lorsque le sens sur lequel j'achoppe est débusqué, cette souffrance qu'inconsciemment je redoutais apparaît dans toute sa splendeur imaginaire. C'est l'imaginaire de cette souffrance qui me terrorise et me bloque, provoquant dans ma vie des frustrations « pour de vrai ».

Le divorce de ses parents sur lequel Laura bute comme une constante, ce divorce pour eux si traumatisant : délogé de son grenier, il s'avérera être le fourre-tout de ses peurs d'enfant, de ses pulsions meurtrières, de ses idéalisations œdipiennes... Le drame que Laura porte n'est pas celui de ses parents, que cette séparation a peut-être soulagés. C'est son drame à elle, amplifié et déformé par ses confusions infantiles, sans plus de rapport avec la réalité des faits et des circonstances.

En parlant, en extirpant les détails de leurs recoins, en les associant, Laura perdra peu à peu de ses certitudes inconscientes, elle quittera ce semblant de vérité. Elle quittera ce sens qui, en étant inversé, handicape son système psychique avec le quatrième rond, celui du symptôme. Ce divorce, pourrait-on dire, « divorcera » de son tragique imaginaire, de cette souffrance incommensurable que Laura avait cru être celle de ses parents, et dont inconsciemment elle se croit l'héritière.

Catherine, elle, a vécu l'abomination d'un père trompant sans vergogne son épouse, sa mère. Et voilà son symptôme : tous les hommes sont pareils, et ceux que Catherine rencontre, comme par hasard, la quittent toujours pour une autre, malgré leurs belles promesses... Après analyse, après le cheminement de ses mots et de ses souvenirs entre imaginaire, inconscient et réflexion, cet incontournable de son histoire s'effritera. Catherine ne sera plus si sûre des infidélités de ce père, elle se demandera si peut-être - elle n'y avait jamais pensé - sa mère voulait encore de lui, elle réalisera qu'il y avait entre eux des effets à des raisons qu'elle ignore... Ces trahisons, dont malgré elle Catherine reproduit le rôle de la victime, ont-elles seulement existé ?

À son histoire elle rétablit sa structure borroméenne : il y a ce qu'elle en dit, les idées qu'elle s'en fait, et l'inconscient qu'elle y investit et qui noue le tout.

En étant vidé de ces certitudes paralysantes – et déterminantes pour chaque étape de ma vie –, l'inconscient devient cet espace, cette béance entre les faits et ce que j'en pense : ce que je dis n'est pas forcément ce qui était, ce que j'imaginais ne s'est peut-être pas passé ainsi. Et je ne saurai jamais l'exacte vérité. Car le couple auquel je me réfère est, avant d'être celui de mes parents, celui d'un homme et d'une femme, deux autres qui ne sont pas moi, agis par une histoire aux perspectives assurément différentes des miennes.

La fatalité est imaginaire. Elle vient combler le vide dont l'inconscient est porteur. Grâce à la fatalité, je sais vers quoi je vais ! Elle transforme l'inconscient en un grenier plein de babioles qui m'assurent d'un passé, de références, d'un devenir. Les mots que j'énonce débarrassent ce grenier. Ils font le ménage de ces vestiges d'un passé en arrêt sur une interprétation.

Car il existe d'autres interprétations, et aucune n'est la garantie d'une vérité absolue à laquelle je serais assujetti(e).

Le couple face à l'échec : les symptômes du quotidien

On l'a vu, le couple peut être marqué par le refus de sa singularité ; la peur d'exister par soi et la solitude qui lui est assimilée ; c'est cette structure déjà abordée.

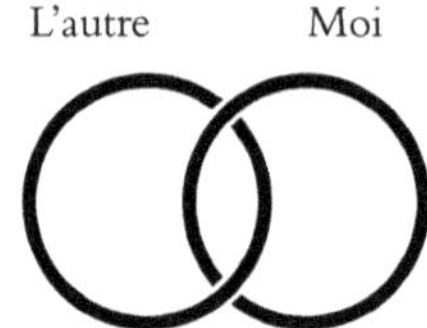

Je m'accroche désespérément à l'autre. En notre aliénation tient mon équilibre. Et si l'autre tire d'un côté, je suis obligé(e) d'accompagner le mouvement. À moins de mobiliser toute mon énergie à le contrecarrer, à lui résister.

Mais si notre lien n'est plus, je suis coupé(e), je suis défait(e).

Du couple borroméen au couple symptomatique

Ces tiraillements existent aussi dans le nouage borroméen, sauf qu'un troisième élément intervient et rompt cette dualité : le couple. Le couple comme lieu de discussion et de débat, le couple comme lieu d'entente. Et ce lieu nous préserve, et l'autre, et moi, d'une tyrannie de l'un au détriment de l'autre, d'une direction par l'un choisie que l'autre forcément subirait.

La dépendance des anneaux, des anneaux l'un à l'autre accrochés, si elle est a priori rassurante, si elle aliène ma relation avec l'autre, ne lie pourtant pas mon couple. Au contraire.

Partons de la situation idéale : un nouage borroméen entre l'autre, moi et le couple. Nouage dans lequel chaque cercle est indépendant de l'autre. Puis transformons mon rapport à l'autre en une dépendance que, par notre manque de vigilance, par une paresse aussi, nous avons laissé s'installer au point A, accrochant par là l'autre et moi.

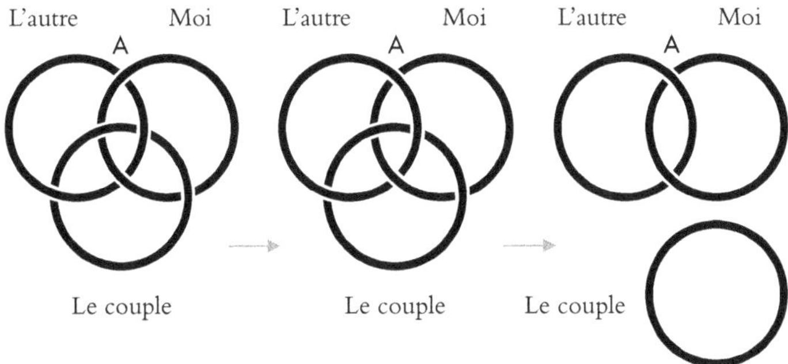

Le couple se détache. Il n'est plus tenu par les deux anneaux de l'autre et moi. Il glisse sous moi et par-dessus l'autre.

La couple devient une entité indépendante de moi, indépendante de l'autre, indépendante de nos désirs à chacun. Je reste suspendu(e) à l'autre, et pourtant mon couple se « barre ».

C'est alors qu'un quatrième rond s'imposera, un quatrième rond qui aura fonction de maintenir ma structure.

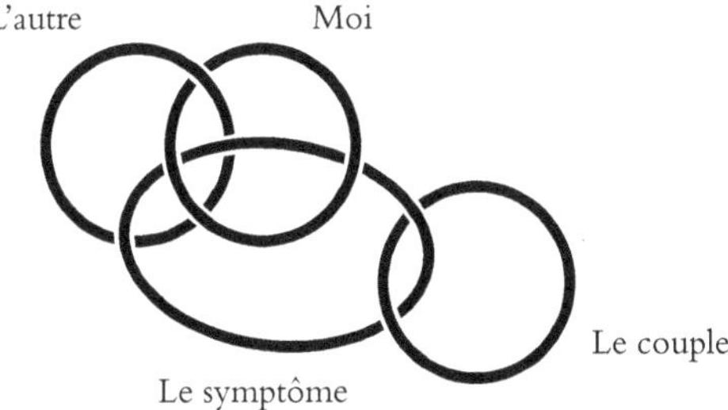

Ce quatrième rond qui nous tiendra moi et l'autre attachés à notre couple, ce quatrième rond n'est pas celui d'un amour plus fort que tout, qui résisterait aux aléas. Il est le symptôme. Il est ce qui signale que cela ne va pas. Il est comme un pansement qui, sans guérir la plaie – voire en l'empêchant de se refermer – maintient le tout à peu près en l'état.

Il me permet, sans me soigner, de continuer à fonctionner coûte que coûte, même de façon chaotique et très relative.

Et il coûte, ce symptôme ! Il me coûte mon désir, car à force de m'agripper à l'autre je l'ai fait taire, ce désir, en m'en remettant au désir de l'autre. Il me coûte mon autonomie. Il me coûte mon plaisir. Il me coûte mon mouvement, cette structure est trop entravée pour que j'y circule aisément. Il me coûte ma sérénité, car quelque part au plus profond de moi, je sais bien que cela ne va pas, que le nouage qui me tient est aléatoire. Le symptôme me coûte mon énergie, car il en faut beaucoup pour se convaincre que tout va bien, qu'il n'y a pas d'autre fonctionnement possible entre l'autre et moi que celui-ci.

Et ce symptôme, comme tous les symptômes que nous croisons au quotidien, sera nos contraintes et nos bobos qui nous assurent – sans nous rassurer – que les choses sont ainsi. Que je n'ai pas le choix ni le pouvoir de les changer.

Les symptômes d'un couple en souffrance

Parmi ces symptômes, par exemple, il peut y avoir le travail : ma relation à l'autre est certes frustrante, mais c'est à cause de mon travail. Je travaille trop, je n'ai pas de temps à consacrer à l'autre, le soir je suis trop fatigué(e) pour discuter, pour faire l'amour… mais l'année prochaine je m'organiserai autrement ! Et puis des vacances nous feront du bien, et quand je serai passé(e) à tel poste j'aurai moins de soucis… Autant de promesses d'un lendemain meilleur qui ne résoudront pas la situation d'aujourd'hui. Ces promesses d'ailleurs ne se réalisent jamais : les vacances seront trop courtes – juste le temps de décompresser et pas celui de profiter l'un de l'autre qu'il faut déjà repartir. Le poste que j'occupe désormais est finalement plus absorbant que prévu, il faut juste que je me donne le temps de l'organiser, après ça ira mieux… et voilà un nouveau report. Notre aménagement à l'autre et moi reste intact. Nos frustrations aussi.

C'est là que le travail fait symptôme : il masque l'incapacité, pour l'autre et moi, de nous entendre, mais aussi de nous dissocier. Il empêche la vraie remise en question – celle de ce point A – ce point d'accroche qui nous retient d'harmoniser notre vie, et ses choix, et ses contraintes.

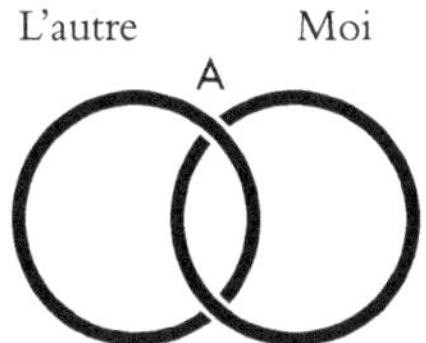

Car ce n'est pas le travail – même s'il est intensif – qui tue notre couple si l'autre et moi aimons ce que nous faisons, et si nous aimons la relation que nous avons. Il n'y a pas dans ce cas de « privations », mais des satisfactions à tous les postes de notre vie.

Le travail ne tue le couple que lorsqu'il est le symptôme d'un carrefour – ailleurs – qui empêche mon désir, et celui de l'autre, de s'exprimer. Le travail est alors un superbe alibi – fort usité – qui empêche les vraies questions de se poser.

Ces tensions, illustrées là en ce point A, ne sont pas définitives. À condition de s'y attaquer, de s'impliquer, de n'être plus dédouané par les contraintes extérieures telles que « le travail ». À condition de mettre en cause la relation entre l'autre et moi.

S'impliquer, c'est revisiter le sens que l'on a donné à son lien avec l'autre, c'est examiner sa participation, à soi, à ce qu'il en est aujourd'hui de l'autre et moi. C'est se poser la question de son désir, un désir qui s'est planqué jusque-là derrière les impératifs d'une hiérarchie, d'un marché économique, d'une carrière.

Les mots que l'on se dit en soi-même, les mots que l'on dit à l'autre, les mots que l'autre nous dit, les mots ont ce « pouvoir » de nous déloger de significations inconscientes qui, en leur tétanie, empêchent la mobilité de mon couple.

Stéphane travaillait comme un forcené, au détriment de sa santé, de son plaisir, et de sa femme Carla qui ne le voyait plus. Après bien des tensions, bien des discussions, Stéphane a admis qu'il pourrait s'organiser autrement mais que l'idée d'être chez lui - en fait - l'angoissait. C'est alors qu'il fit le parallèle avec son père qui, invalide depuis un accident, était toujours à la maison, houspillé sans arrêt par sa femme, laquelle lui reprochait de « l'avoir dans les pattes, ce fainéant dont la pension ne rapporte même pas de quoi nourrir la famille »... C'est à ce cauchemar que Stéphane se dérobait, c'est la crainte de lui aussi décevoir les attentes de Carla qu'il fuyait. Fuite qu'il compensait par des revenus confortables, ceux que son père n'avait pas eus et qui lui garantissaient la prise en charge économique de son foyer.

Recréer son couple

Les mots, répétons-le, sont le principe de la cure analytique : d'être énoncés, d'être dits et redits, ils font surgir un autre sens que celui qui nous tenait, l'autre et moi. Et qui nous tenait mal.

Et si un des sens de ma relation change – celui de ce point A – voilà ce qui se passe :

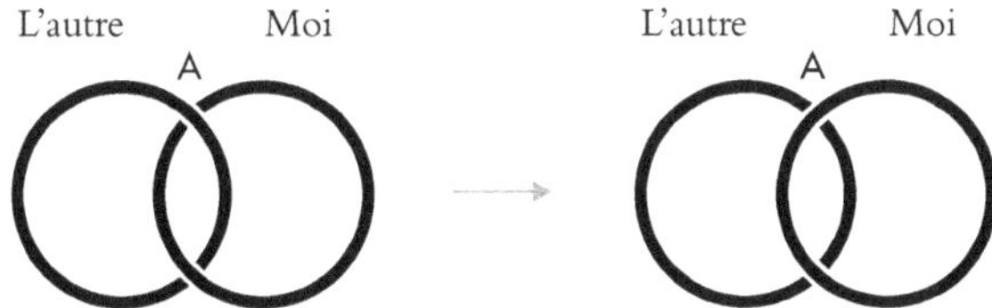

Le couple est toujours tenu à l'autre et moi par mon symptôme, par exemple le « trop de travail », qui m'épargne de toute responsabilité.

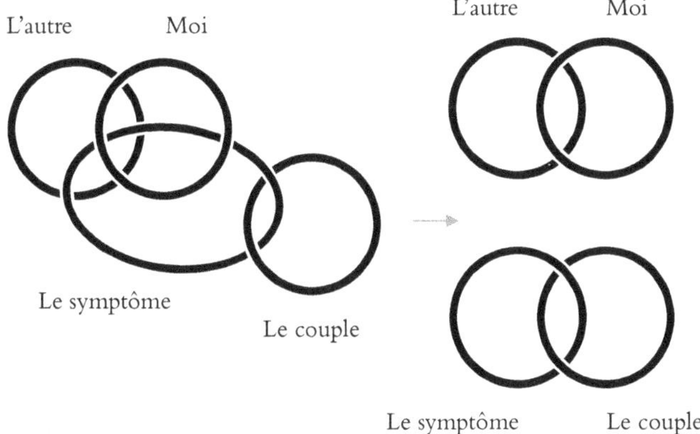

Après le changement de sens, les ronds retrouvent leur mobilité. L'autre et moi ne sommes plus désespérément accrochés, dépendants l'un de l'autre. Nos deux cercles peuvent se croiser, se rencontrer, sans être tiraillés d'entraves.

Par contre, si le cercle du couple se détache de l'autre et de moi, il reste, lui, accroché à son symptôme.

Et c'est bien de cela qu'il s'agit, pour que l'autre et moi repartions d'un bon pied : nous devons nous désencombrer de ce couple et de son symptôme. Nous pourrons inventer une relation nouvelle, nous créerons un cercle qui nous nouera l'autre et moi en un borroméen souple et dynamique. À ce couple « malade », nous substituerons une relation en bonne santé. Sans qu'aucun symptôme n'ait besoin de nous assurer du lien entre l'autre et moi. C'est ce que l'on appelle repartir sur de bonnes bases, en se décrochant et se débarrassant de la base initiale.

Stéphane, dégagé de l'identification inconsciente au père, pouvait se « risquer » à vivre un quotidien qu'il n'osait affronter. Et qu'il pourrait inventer !

D'autres symptômes

Si nous avons exploité le travail comme symptôme, c'est qu'il est « parlant » pour la plupart d'entre nous, et qu'il a bon dos pour nombre de nos malaises existentiels. Mais le symptôme se déguise de bien d'autres prétextes.

Chez les plus jeunes, par exemple, ce seront les études qui tiendront lieu d'explication logique à un mal-être qui très tôt se fait entendre : « Ça ira mieux quand j'aurai passé mes partiels, quand je travaillerai... » À cette tension se substituera ensuite, et allégrement, le stress d'un nouvel emploi à trouver puis à conforter, puis le souci d'une carrière à mener... Autant de raisons qui légitimeront la spirale infernale d'un mal sourd et « indécrottable ».

Ce qui ne signifie pas que ces préoccupations signent toujours une fragilité. Pas du tout ! Ces soucis sont notre lot à tous, ils sont des moments de nos vies. Mais ces tensions n'empêchent pas pour autant de bien vivre ses amours, et de jouir de son couple. Le travail a sa place dans le nouage borroméen. Il n'a valeur de symptôme que s'il est le réservoir de tous mes problèmes, de mes angoisses, de mes frustrations.

Des soucis professionnels ne sont pas forcément source d'angoisse. L'angoisse, quand elle se manifeste, quand elle nous étreint, signale que le problème est au-delà de son apparence. Elle signale qu'il vient d'ailleurs, qu'il est plus profond que sa cause manifeste, et que mon désir est coincé quelque part. C'est pourquoi l'angoisse annihile mes actes, alors que le trac, au contraire, peut les doper. Redouter l'intervention que je dois faire aujourd'hui, lors d'une réunion commerciale, n'est pas « pathologique ». Cette appréhension m'obligera peut-être à déployer mes talents ignorés d'orateur. Mais si le trac n'est pas toujours inhibant, l'angoisse, elle, ne m'aide jamais. Elle n'est pas mon alliée. L'angoisse retient mes initiatives, mes plaisirs, l'angoisse m'empêche d'agir et d'oser. L'angoisse me mine, au-delà de toute raison concrète, qu'il y ait ou non prestation publique.

L'âge aussi est un symptôme, quand il légitime que les choses en soient là : parce que c'est l'âge. À vingt ans, insatisfait de sa relation, on s'abritera derrière son jeune âge. On se dira qu'il faut patienter, que ça ira mieux dans deux mois, deux ans, que c'est normal, que c'est l'heure des doutes et des questions, qu'il ne faut pas s'y attarder… Sauf que c'est toujours l'heure des doutes et des questions. Et certaines d'entre elles méritent qu'on s'y attelle au plus vite pour ne pas les traîner toute sa vie comme des boulets.

À quarante ans, la fameuse « crise » qui ébranle la relation est soignée comme un virus enrayé à coup des antibiotiques du : « c'est fatal », ou « ça va lui passer »… « c'est l'âge » !

La cinquantaine, comme autant de « vapeurs », se signale par un échauffement du sang du côté des hommes. Du côté des femmes – dit-on – sonne plutôt le gong de la ménopause, d'autres « chaleurs » celles-là beaucoup moins agréables… Et voilà les femmes « invitées » d'avance à calmer leurs ardeurs. C'est l'âge ! Et après la cinquantaine, si l'on prête encore quelques fantaisies (souvent mal vues) aux hommes, pour les femmes on ne se pose même plus la question.

Accepter ses changements

Ces grandes lignes de nos biorythmes n'impliquent pourtant pas mes propres pulsions. Ainsi généralisées, les manifestations de nos désordres n'incriminent pas ma vie personnelle, et mon désir singulier. Ces cycles, qu'ils soient réels ou non, deviennent des fourre-tout pour cacher des interrogations inconfortables. Inconfortables car elles risquent, en étant posées, de bouger ma relation telle qu'elle est – avec cet autre – structurée.

Or vivre avec l'autre, s'inscrire dans la durée, participe d'un mouvement continuel. Répétons-le : notre structure à l'autre et moi est d'autant plus solide que justement elle est souple, mobile, qu'elle se déplace, qu'elle varie, qu'elle s'ajuste.

Je change au fil de chaque instant d'une journée, je change au fil de toute ma vie. Et l'autre aussi. Une structure figée, celle d'un couple, ne pourra pas s'accommoder de ces changements. Elle est comme une maison en béton construite sur des sables mouvants. Elle sombre tôt ou tard. Parfois très tard, mais inéluctablement.

Par mes angoisses, ce sont mes propres variations que je nie, et celles de l'autre que je refuse. Je sais qui je suis, et je suis sûr(e) de ce qu'est l'autre. C'est du moins ce que je veux me faire croire. Et cette connaissance nous tient assurément liés l'un à l'autre.

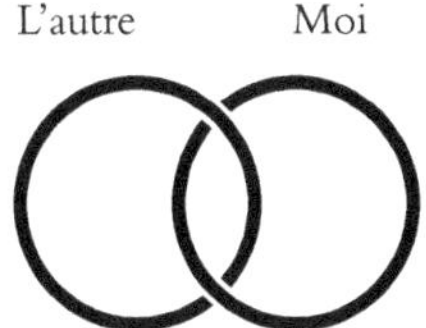

Et s'ensuivent les bons prétextes à l'insatisfaction qui ne me quitte pas, s'en trouvent les raisons extérieures à mon amertume : c'est le temps, c'est la vie, c'est l'âge. Mais ce n'est pas ma vie. Je ne m'y engage pas.

Refuser le désir : une autre source de l'échec

L'échec comme une répétition, et non comme un obstacle qui en étant dépassé me grandit, peut également se situer ainsi dans le nouage borroméen.

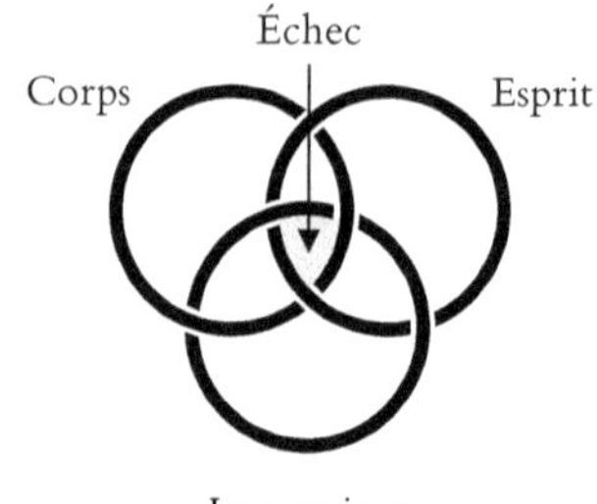

Le refus du désir

L'échec s'inscrit là, au cœur des trois cercles. Il n'est plus un quatrième rond qui « rabiboche » la structure, mais un couvercle qui bloque la circulation de mon désir, et fige le nouage borroméen.

De ce lieu, carrefour du corps, de l'esprit et de l'inconscient, émerge mon désir. Ou plus exactement émergent les objets de mon désir, ce vers quoi, au carrefour des trois cercles, me porte mon envie. Le désir est un tourbillon qui ne s'attrape pas, qui ne se voit pas, il est un rythme, une dynamique. On n'en saisit que les issues, les convoitises.

En ce carrefour circulent les objets de mon désir : mes passions, mon métier (s'il me plaît !), des enfants, celui que j'aime, ma gourmandise… La place est là illimitée, car le désir est inépuisable. Et ses objets, qui ne peuvent jamais être tous attrapés en même temps et dans leur totalité, nourrissent son impulsion.

C'est pourquoi, si j'obéis à ce désir, je ne risque pas d'en éteindre la flamme, mais plutôt de souffler sur ses braises et de découvrir d'autres foyers qui décupleront mon énergie, qui réchaufferont ma frilosité de vivre.

L'échec, s'il s'inscrit là, est la chape de plomb qui muselle mon désir, qui l'étouffe de ses cendres. Et ce « blocage », comme précédemment, m'assure de ma position inconsciente. Placé ainsi, l'échec préserve mon fantasme : tout en ratant mes amours dans la réalité, je ne renonce pas à une certaine idée – inconsciente – de ce qu'est l'amour, je ne déflore pas mon fantasme de l'autre et moi. Je reste sur une position dont l'échec, en empêchant la circulation de mon désir et sa mise en acte, me garantit la fixité.

Mon échec, alors, me protège de tout mouvement, de tout changement de direction. Il ne me mène sur aucune route qui, d'une façon ou d'une autre, me conduirait à des réalisations.

L'échec est le confort inconscient d'une place dont je suis sûr(e). Une place qui immobilise ma structure psychique, une place qui tétanise la fluidité du borroméen. Une place à laquelle je dérogerais si je vivais un amour, un amour qui peut-être dépasserait le cadre de mon fantasme, de ce que j'en imagine. Un amour qui échapperait à mon contrôle.

L'idéalisation de l'amour pour bâillonner le désir

J'ai inconsciemment une idée très précise – qu'elle soit positive ou catastrophique – de ce que doit être l'autre et moi. Et si dans la réalité mes amours sont toujours contrariées, c'est qu'elles avortent avant la mise à l'épreuve de cette idée inconsciente de la relation.

L'idée inconsciente de la relation, pour Albertine, est celle d'un homme fou amoureux qui lui consacrera sa vie, qui devinera ce qu'elle pense, ce qu'elle veut, ce qu'elle espère. Un homme qui viendra jusqu'à elle et comblera toutes ses attentes. Un homme qui la prendra en charge, un homme en qui, d'un regard, elle aura totalement confiance. Un homme qui jamais ne se retournera sur une autre qu'elle. Consciemment, bien sûr, Albertine ne croit pas à cette perfection, proche du super-héros de dessin animé. Sauf qu'en étant inconsciemment fixée sur l'image de Superman, elle trouve toujours chez l'autre, dès que leur liaison devient sérieuse, un défaut insurmontable. Elle décide par exemple, tout à coup, qu'il est trop radin, que ça ne peut pas continuer. Libérée de la relation, elle est inconsciemment disponible pour le héros attendu.

Jacques, lui, est inconsciemment tenu par son idéal de la femme : la mère, au sens merveilleux et biblique du terme. Elle est pure, elle est sainte, parfaite et tout à lui dévouée. Mais rencontrer cette perfection serait violer l'interdit de l'inceste. Jacques est coincé. Alors, pour ne pas démordre de cette référence, ses amours sont tièdes, « pas intéressantes »... parce qu'inconsciemment il les veut telles.

C'est là tout le « bénéfice » de l'échec : je garde intact mon fantasme de l'autre et moi, aucune réalité ne vient le malmener. Ni l'embellir d'ailleurs.

La moitié de moi-même retrouvée, comme dans le récit d'Aristophane, est un de ces fantasmes. C'est un fantasme idyllique puisqu'il ne réclame aucun effort, ni même de désir, « puisque c'était elle, puisque c'était moi »... et l'un à l'autre soudés nous voilà parvenus au bout de notre course au bonheur. Je n'ai plus qu'à me laisser vivre, et les questions propres à mon humanité (qui suis-je, qu'est-ce que je veux ?) ne dérangeront plus la douce somnolence de cet amour acquis et garanti pour l'éternité.

Or, dans la réalité, toute tentative de vie commune s'échouera sur des positions qui me semblent légitimes, auxquelles je ne veux pas déroger. C'est le scénario typique du « ça passe ou ça casse » : ça passe dans l'inconscient, ça casse dans la réalité. Le fantasme de ma relation – elle doit être comme ceci, l'autre comme cela, il doit faire ci et me dire ça… – est un couvercle posé sur un amour dont j'ignore les desseins, au-devant duquel je ne veux pas aller et me risquer.

En cela l'échec me permet de continuer, inconsciemment, à cajoler et espérer cette moitié de moi-même qui existe quelque part et qui me comblerait parfaitement.

Mais ce fantasme n'est-il qu'un obstacle à ma relation entre l'autre et moi ? Ne nous est-il pas, également, indispensable ? Arrêtons-nous sur lui, faisons le tri entre ses connotations péjoratives et son parfum aussi sulfureux que prometteur.

Chapitre 8

Fantasme et sexualité

Il faut encore une fois – et c'est le propos de la psychanalyse – distinguer entre fantasme conscient et fantasme inconscient.

Le fantasme conscient : pas grave… et même très bien !

Le fantasme conscient, c'est-à-dire le fantasme tel que nous le pensons, ce sont ces scènes, ces scénarios de l'autre et de soi que l'on imagine. Bien sûr, dès que le mot fantasme est prononcé, on pense à son sens érotique : on fantasme sur des dessous, des jambes croisées, des baisers sous la pluie… Mais au-delà de cet aspect coquin, nous fantasmons à tous les croisements de la vie : on fantasme, étudiant, sur son parcours professionnel, sur le cadre très supérieur et hyperactif que l'on sera un jour. On fantasme sur les enfants que l'on aura, l'éducation qu'on leur donnera, la maison que l'on construira, les vacances au Pérou que l'on s'offrira plus tard. À vingt ans on fantasme sur sa maturité, puis à soixante sur la jeunesse que l'on aurait pu avoir, sur son professeur de philo ou de gym. On fantasme sur les célébrités, leur existence hors de notre commun, celle que l'on aurait « si on était eux »...

Ces fantasmes-là, nous les côtoyons tous. Ils sont intensément pensés ou seulement effleurés. Ils nous traversent, nous quittent, quelquefois nous poursuivent. Mais nous les connaissons, nous n'en sommes pas les jouets. Et nous les « gérons » plus ou moins bien.

Le parfum érotique du mot « fantasme » situe son champ d'action : c'est celui du désir, il est du domaine de l'envie. Il prend sa connotation trouble du sexuel qui n'est jamais très loin, dès que le désir se dévoile. Je fantasme sur une vie que je convoite, une envie que je n'ai pas assouvie, une expérience que j'imagine, des circonstances qui ne sont pas les miennes et qui me font rêver...

Et la question que soulève ce fantasme conscient est : faut-il ou non le vivre ? N'est-il pas préférable de le garder intact, vierge, de le porter en soi comme une chimère, plutôt que de l'émousser à l'épreuve de la réalité ?

Pour certains de ces fantasmes je n'ai pas le choix : je peux fantasmer ma vie de milliardaire, j'aurai peu d'occasions de la concrétiser... Mais pour d'autres, rien ne m'interdit de les « pratiquer » un jour. Dois-je le faire ?

C'est dans ce questionnement que fantasme inconscient et fantasme conscient se confondent.

Le fantasme inconscient : les routes de l'impossible

Il ne m'est pas connu. Puisqu'il est inconscient. Il est, sur le borroméen, cette zone ombrée que l'on voit sur le dessin de la page 159, cette même zone où nous avons situé l'échec.

Le fantasme inconscient est un couvercle posé sur le chaudron de mes pulsions, de mes désirs. Il est comme une scène déjà écrite, comme une partition de ma vie qui m'empêche, dans la réalité, d'en créer librement et spontanément les notes et les paroles. Il est immobile, consistant. Il recouvre, telle une dalle de béton, le puits sans fond d'où émerge ma création, la création de ma vie.

Pour Albertine ce fantasme inconscient est ce super-héros, et pour Jacques cette femme sage comme une icône (voir page 179). Dans l'inconscient, ce fantasme cherche à me préserver de l'épreuve – qui n'en est pas toujours une – de la réalité. Il m'assure de ce qui doit être, de ce que je suis, de ce qui serait le mieux, en évitant surtout de m'y « coller » dans le réel.

Car ce fantasme, effectivement, ne peut être vécu. Il n'existe pas. Non pas qu'il soit si idyllique, trop beau pour être vrai. Il n'est pas un ailleurs paradisiaque qui nous sauverait de notre piètre humanité.

Si ce fantasme était réalisable, il nous abriterait de ce qui nous constitue, de ce qui nous fait vivant : notre désir, notre désir inconscient.

Un couvercle au désir

Le fantasme inconscient n'a pas vocation à se réaliser, mais à m'empêcher de désirer.

Ce fantasme, dans l'inconscient, sera par exemple celui de la fusion avec l'être aimé, comme une réminiscence de la fusion infantile. J'aspire inconsciemment à retrouver cette relation nourricière : je serais tout pour l'autre, et l'autre me comblerait tout à fait. Plus besoin d'espérer, plus de place pour l'envie, je serais rassasié(e). Comme un nouveau-né le lait de cet amour suffirait à me nourrir.

Seulement voilà, la supposée complétude du nourrisson est imaginaire. C'est un état qui, dans sa permanence, n'a jamais existé. Car le bébé, dès sa naissance, éprouve le besoin, la demande, le désir. Il veut le sein, souvent, même s'il n'a pas faim. Il est d'emblée dans cette quête du « plus », du « encore ». Il s'agite lorsque les bras le posent, il réclame une présence, une attention plus intense que celle qu'on lui porte. Cette fusion comme une plénitude, ce fantasme derrière lequel ma vie amoureuse s'abrite, cet idéal n'a jamais été. Heureusement. Sinon je n'existerais pas comme sujet, comme être qui dit « je ». Car c'est de cet écart entre ce que m'offre l'autre et ce que je demande que jaillira mon désir. Et c'est de cette rencontre que s'ensuivra le plaisir. C'est de cette différence entre nous que j'existerai indépendamment de ceux qui me nourrissent. Puisqu'ils ne peuvent tout pallier, puisqu'ils ne sont pas Tout, c'est qu'ils ne sont pas moi et que je ne suis pas eux.

C'est ce fantasme inconscient qui dans la cure analytique est tué. C'est ce bouchon qu'il est impératif de faire sauter pour déverser sur sa vie le désir qui l'abreuvera et la nourrira. Car à force de maintenir ce bouchon, c'est la bouteille qui risque d'exploser, ce que l'on appelle couramment « le pétage de plombs »...

Le fantasme conscient, nos fantasmes dans la réalité ne sont pas si menaçants.

Princes charmants et princesses inaccessibles

On parle beaucoup du fantasme du prince charmant, on l'accuse de rendre les femmes trop exigeantes, inabordables (les hommes aussi couvent leur idéal de princesse. Un idéal dont les critères diffèrent…). On impute à ces fantasmes le manque de lâcher-prise de certaines femmes, leur incapacité à s'abandonner à une liaison qui ne répondrait pas à leurs espoirs.

Cet exemple est typique de la confusion entre fantasme conscient et fantasme inconscient.

Il est évident que, si vous êtes célibataire et ne voulez plus l'être, vous souhaiterez quelqu'un plutôt comme ci, peut-être comme ça, une belle brune, un homme plein d'humour, de charme et d'assurance, forcément fidèle. On peut toujours rêver… consciemment. Cela ne devient un obstacle que si, dans l'inconscient, on s'est fixé sur une image impossible. Et c'est en ignorant ce conditionnement inconscient à ce modèle que l'on en sera manipulé.

Il est sûr que, dans ma vie de chaque jour, à trop préciser les critères de mon prochain amour, je risque de fermer la porte à quelques éventualités. Mais ces théories n'empêcheront pas l'amour de me foudroyer, quitte à contredire mes certitudes. Et que j'aie ou non fantasmé – en toute conscience –, ma vie à deux sera autre dans la réalité. Elle ne sera pas entravée par un futur immuable, même si je l'ai souvent dessiné.

Sauf si un fantasme inconscient a claquemuré ma vie amoureuse dans un but inaccessible, car inexistant : il est impossible de retrouver ce qui n'a jamais été.

Faut-il ou non vivre son fantasme conscient ?

En matière de fantasme conscient, quand je me pose la question de savoir s'il faut le vivre ou non, quelque chose en moi s'élève et murmure : non, il ne le faut pas. Il ne faut pas se risquer à le gâcher, ce fantasme auquel je tiens tant et depuis si longtemps. Parce que ce ne sera pas comme je l'ai imaginé, comme je l'ai rêvé. Je préfère continuer à l'espérer plutôt que d'être déçu(e) par sa réalisation[1].

Et l'autre, en face de moi, que va-t-il en penser ? Comment va-t-il réagir ? Si mon fantasme est sexuel, sensuel, va-t-il me prendre pour quelqu'un d'obsédé, de pervers (que je suis peut-être… tous les doutes alors se bousculent !) ? Et si ce fantasme s'adresse à l'autre, la peur me tenaille d'être refusé(e).

Me retient également l'appréhension que, si je vis mon fantasme, je n'en aurai plus le désir. Et peut-être plus de désir du tout. Si dans la réalité je me retiens d'avouer mon fantasme – conscient – c'est que je crains de le perdre, soit par le refus de l'autre, soit en le vivant.

Du fantasme retenu au fantasme inconscient

Retenir ses fantasmes, dans la réalité, comme quelque chose à taire et à ne surtout pas vivre, c'est les lester du poids imaginaire du fantasme inconscient. Fantasme inconscient qui, lui, est unique, et impossible. Qui, s'il est quitté, ne sera pas remplacé – si tout va bien – par une autre fixité, une autre inhibition.

1. Sophie Cadalen, *Rêves de femmes, faut-il oser les fantasmes ?*, Éditions Leduc.

C'est ce fantasme précis, inconscient, qui bouche le trou, qui empêche mon désir de circuler. Et si je me libère de ce fantasme inconscient, ma capacité à imaginer et à désirer n'en est pas épuisée. Au contraire ! Car si dans l'inconscient, pour être libre, je dois me débarrasser de ce couvercle fantasmatique, dans le conscient la « boîte » à fantasmes se vide et se remplit, et se vide encore…

Alors, dans la réalité, faut-il vivre ses fantasmes ? Oui. Si j'en ai envie. Et si l'autre le veut aussi, si les circonstances le permettent. Dans ce cas, pourquoi ne pas se lancer ?

Dire ses fantasmes, les raconter est une façon de les vivre, de leur faire prendre corps. Faire part à l'autre de ses lubies croustillantes est déjà en soi un passage à l'acte. Les mettre en application, si l'autre est d'accord, c'est évidemment se risquer à ce que cela ne soit pas comme je l'imaginais. Mais c'est peut-être tout simplement – sur la base de ce que j'ai rêvé – partager quelque chose de nouveau avec l'autre, inventer ensemble ce que ma pensée échafaudait.

Si le passage à l'acte se révèle quelquefois moins réjouissant que le fantasme, notre désir pour autant n'en est pas altéré. Ce sera l'occasion d'autres envies, d'autres délires, d'autres tentatives.

Et si renoncement il y a, ce n'est que du renoncement à la chimère pour se lancer dans la pratique, et l'improvisation.

Nathalie, depuis toujours, rêvait de découvrir l'Inde. (eh oui, rappelons-le, les fantasmes ne sont pas toujours d'ordre sexuel !) Elle avait des images idylliques d'un pays élégamment marqué par ses colonies anglaises, et quelques appréhensions d'une misère qu'elle ne pouvait ignorer. Michel et son enthousiasme lui ont donné le courage d'oser ce vieux rêve, et de confronter son fantasme à l'épreuve de la réalité. Et ce fut merveilleux. Or ce n'est pas tant l'Inde qui l'enthousiasma que le fait de voyager avec Michel. Car ils s'étaient découvert là une véritable passion. Depuis ils parcourent le monde, ensemble, et leur plaisir est d'abord le voyage, avant son but et sa destination.

Un passage à l'acte libérateur

Si j'ose le passage à l'acte de l'un de mes fantasmes, je ne vais pas épuiser mon potentiel d'envies nouvelles. Faire ne tarit pas les envies de faire. C'est au contraire avoir envie de plus, et encore. Et c'est ce qui nous fait peur, aussi, ce qui nous conforte dans l'idée qu'un fantasme ne se déloge pas de son étagère trop haute pour y accéder. On préfère, confortablement, tenir un désir à l'œil et à distance plutôt que se lancer dans son aventure. Et risquer d'avoir le goût d'autres aventures…

Car le désir est inépuisable. Il n'est pas une matière qui, grignotée, disparaît peu à peu. Le désir vit, bouge, se transforme. Il ne se cantonne pas à son expression corporelle. Le désir n'est pas l'obligation latente, dans cette époque « libérée », de faire l'amour, de « prendre son pied », d'innover dans ses galipettes. Le désir est partout. Et si le désir est sexuel, son aspect physique – c'est-à-dire génital – n'en est qu'une issue parmi tant d'autres. Tous les aspects de la vie, pratiques, professionnels, artistiques, littéraires, etc., sont motivés par le désir et traversés de fantasmes.

Il faut quitter l'idée définitive qu'un fantasme conscient est impossible à vivre, qu'il ne doit pas se vivre. N'est impossible et aliénant que le fantasme inconscient.

Sont accessibles certains fantasmes conscients qui, en étant vécus, en nourriront d'autres. Il est des fantasmes dont la seule suggestion est un plaisir, et pour celui qui les dit et pour celui qui les entend. Des fantasmes qui déboulent brutalement et qui nous passent. Il est des fantasmes qui s'attrapent, d'autres pas (comme de rencontrer Jules César) et qui de n'être pas assouvis ne gâcheront pas ma vie. Il est des fantasmes refusés par l'autre, sans que notre capacité à désirer, malgré cela, n'en soit altérée. Oser ses fantasmes, les confronter à l'autre, c'est aussi se convaincre l'un l'autre, c'est à coups de désirs et d'audaces mettre à bas nos résistances, comme une bataille réjouissante et amoureuse. S'avancer sur le terrain de nos propres fantasmes, les énoncer, c'est peut-être inciter l'autre à révéler les siens… auxquels nous n'avions jamais pensé, ou dont au contraire nous avions exagérément enflé l'importance.

Christine, par exemple, fantasme depuis quelques mois sur un week-end à Londres avec ses copines, sans les conjoints. Non pas qu'elle rêve d'audaces alors permises, mais elle aime l'idée d'être entre filles et de faire des « trucs de filles », comme du shopping. Mais elle craint d'en parler à Alain, elle redoute sa désapprobation, sa méfiance... et plus encore, l'occasion qu'il saisirait pour faire la même chose avec ses « potes », nourri d'intentions certainement plus salaces que les siennes. Néanmoins, elle se décide. Et Alain trouve l'idée très bonne : il en profitera pour se gaver de jeux vidéo, ce qu'en la présence de Christine il évite de faire. Christine n'a pas ouvert les portes aux débordements imaginaires qu'elle prêtait à son ami.

Le fantasme : pourquoi pas ?

L'idée du fantasme comme impossible à vivre a son confort : elle m'évite la peine de me lancer, elle m'épargne toute audace et toute confrontation à l'autre.

C'est pourquoi, à cet impossible, je dois substituer un « pourquoi pas ? » qui laisse libre le champ des fantasmes et de leur éventuel passage à l'acte. Seulement, attention : si dire qu'il ne faut pas vivre ses fantasmes est absurdement limitatif, affirmer qu'il *faut* en avoir peut être terriblement angoissant.

C'est de refouler l'éventuelle réalisation de ces fantasmes, c'est de les cristalliser en cet inconscient du fantasme qui provoque parfois des passages à l'acte dangereux, hors la loi. À force de ne pas permettre d'issues à mon désir celui-ci devient fou, pervers ou meurtrier. Car ce dont il est question ici, c'est du fantasme librement consenti, dont la transgression ne concerne que l'autre et moi. Ce fantasme, s'il défie ma Loi inconsciente, ne s'oppose pas aux règlements et aux codes de la réalité.

Les fantasmes, l'autre et moi

Si dans cet ouvrage nous n'aborderons pas la vastitude du domaine sexuel, allons tout de même faire un tour de ce côté-là des fantasmes, et de leur différence de l'autre à moi.

Halte aux fantasmes imposés

Les fantasmes sexuels ne sont pas « obligatoires ». Pourtant, c'est souvent ce que nous croyons. Dans l'ère de communication qui est la nôtre, les magazines regorgent d'enquêtes sur les hommes, les femmes, leurs préférences sexuelles, leurs fantasmes… Quels sont les fantasmes des uns et des autres ? Faut-il se les dire ?

À cela, répétons-le, la seule réponse est : c'est comme on veut, comme on le désire. Et non pas comme la norme le légitime. En matière de désir, d'où jaillit le fantasme conscient – car inconscient il en bouche au contraire l'accès – la norme n'est pas utile, et n'est pas de bon conseil.

Les femmes, particulièrement, nourrissent des complexes à l'égard de ces fameux fantasmes qu'elles sont censées avoir, dont on leur demande aujourd'hui de parler, que pour elles les sondages répertorient. Sur ce sujet les hommes ont un statut différent : la société, la culture leur attribue depuis longtemps, et d'office, leur lot de fantasmes obligés. Dont ils étaient encore, il y a peu, les seuls détenteurs. De ces fantasmes acquis d'avance, l'homme parfois se trouve encombré. Car s'il est supposé avoir tel fantasme – celui des gros seins par exemple – il peut être inquiet de ne pas en sentir l'impérieuse demande. Est-il normal ?

Décidément, le désir ne supporte ni les classifications, ni le systématique…

De nos jours, les femmes se voient généreusement offrir leur autorisation au désir – du moins dans le discours. Une autorisation qui tourne en obligation de revendiquer leur part de fantasmes sexuels. Au risque, sinon, de paraître « coincées ».

Or le fantasme, même sexuel, ne se décline pas forcément en rituels. Cet impératif de fantasmes sexuels – auquel nous sommes tous soumis – est celui d'intentions précises, dans un cadre donné, avec tel ou tel objet. Une rigueur et une précision d'objectif dans lesquelles les femmes en particulier ne se retrouvent pas toujours. Car le fantasme va, vient, nous traverse le temps d'un orgasme, nous quitte et nous revient en rêve. Tous les fantasmes ne sont pas extirpables comme une matière donnée, un chapitre que l'on va raconter. Un fantasme ne se décrit pas forcément, car il n'a pas toujours le temps d'être. À peine là il est déjà ailleurs.

Alors oui, tout le monde fantasme. Mais pas comme on le croit, pas comme l'autre toujours le voudrait.

Se confier mutuellement ses fantasmes ? Oui, si ce n'est pas une obligation !

Il est très à la mode d'inciter les couples à se parler de leurs fantasmes sexuels. De façon générale, il est très bon de toute façon pour l'autre et moi de parler. Bien sûr. À condition que cela ne tourne pas en obligation, en quotas de dialogues à respecter, ni en choix imposé du sujet abordé. Parler de ses fantasmes ?

Pourquoi pas ? Pourvu que l'on en ait envie, vraiment. Indépendamment de ce qu'on m'en a dit, de ce qu'il faudrait faire, de ce qui devrait être.

Rien n'est plus terrifiant, et bloquant, que le fameux : « Chérie, pour nous épanouir sexuellement, il faut que nous parlions de nos fantasmes. Alors, tu me dis les tiens… ? » La question, abordée ici sous son aspect thérapeutique, laisse généralement sans voix : « Euh, je ne sais pas… là, tout de suite, je ne sais pas… » Et si s'élève un : « Quoi ? Ne me dis pas que tu n'as pas de fantasmes… *Tout le monde* a des fantasmes ! » Sauf moi… se met-on à penser, et la foudre de l'anormalité sur moi s'est abattue.

La question « thérapeutique » suppose en réponse une obsession que chacun porterait en soi : faire l'amour à trois, ou en pleine rue avec un inconnu, entourés de miroirs…

Or la réponse en est, plus précisément : « Non, je n'ai pas les fantasmes que, là, tout de suite, tu aimerais que j'aie. Ceux qu'en cet instant il te plairait d'entendre. »

Être traversé(e) d'images – en faisant l'amour par exemple – c'est être traversé(e) de fantasmes, de pulsions dynamiques et incitatives. Des images qui, si elles nous effleurent, n'ont pas pour autant valeur de fixation, à l'instar de ces obsessions réclamées plus haut. Fantasmer c'est d'abord s'abandonner au désir, aux chemins de traverse qu'il sait emprunter.

Il n'est pas rare que l'intention louable que j'ai de mettre sur le tapis la question du fantasme, sous couvert d'échange, ne soit pas une façon inconsciente d'attendre de l'autre qu'il prenne en charge mon fantasme.

Fantasme que, dans la réalité, je me garde bien de révéler, et donc de tenter. Et lorsque je demande à l'autre ses fantasmes, c'est le mien – précis – que je veux l'entendre énoncer à ma place.

Une femme peut interroger son compagnon sur ses fantasmes et être déçue qu'il ne la convoite pas en dessous coquins. Car c'est elle qui en a envie, c'est elle qui fantasme sur la nuisette délicieusement indécente qu'elle a vue en vitrine et qu'elle n'ose acheter de sa propre initiative...

Cette espérance est une pression telle que, même muette, l'autre la ressent nécessairement. Ce qui le freinera dans sa spontanéité. Il se demandera plutôt : qu'est-ce qu'il ou elle veut donc que je lui dise, qu'est-ce qu'il ou elle aimerait ? Et à se renvoyer ainsi la question, la réponse ne va pas se trouver. Comment ce compagnon pourrait-il deviner qu'il devrait lui réclamer le port d'une nuisette coquine ? À moins que – par des sous-entendus explicites – elle ne l'ait mis sur la bonne voie, il a peu de chances de tomber pile sur ses attentes.

Le fantasme est « viable » lorsque, décollé de son bétonnage inconscient, il ne recouvre pas le carrefour des trois cercles. Il est vivant d'être l'un des cercles qui sera le nouage entre l'autre et moi.

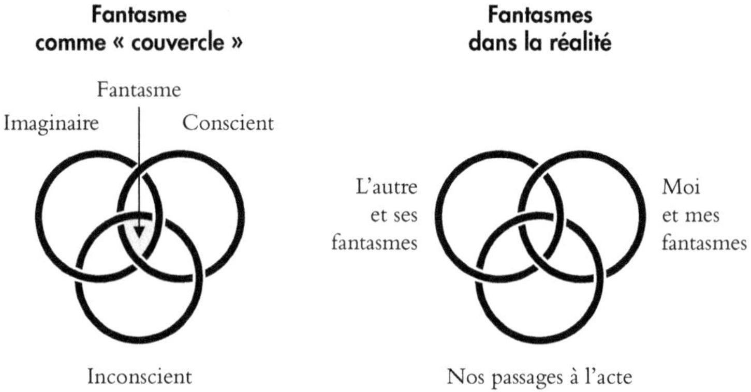

Rencontrer l'autre et ses envies

Dans la réalité, l'autre et moi avons nos propres fantasmes, nos fantasmes particuliers. Des fantasmes différents qui en se rencontrant vont se nouer. Cette rencontre peut être celle de nos mots, de nos corps, de nos suggestions parfois muettes. Le nouage est souple, nos fantasmes à l'autre et moi conservent leur « autonomie ». Ils s'échangent à l'occasion, ils se croisent en d'éventuels passages à l'acte.

En ce nouage, il n'y a pas de concession faite à l'autre pour le satisfaire en dépit de nos préférences. Il y a dialogue de nos différences, il y a rencontre de nos imaginations sur le terrain d'une réalité, qui sera notre invention à l'autre et moi. Alors qu'énoncer son fantasme comme quelque chose que l'autre doit prendre en charge, c'est se situer dans une aliénation.

Il n'y a pas là de désirs qui émergent de notre rencontre, il n'y a pas d'envies différentes qui se convainquent. Il n'y a qu'une exigence, là posée : c'est l'autre, s'il est « libéré », qui doit mettre en œuvre mon fantasme. Façon, encore une fois, de se dérober à l'affirmation de son désir, et d'incomber à l'autre la mission d'y pourvoir. C'est tenir l'autre pour responsable de ce qui me fait plaisir, sans lui laisser de place pour ce que lui peut préférer. Dans l'exemple précédent, ce sera à lui – sans qu'elle ait même exprimé son envie – d'acheter cette nuisette dont elle rêve tant.

Un fantasme, comme une envie que l'on décide de réaliser, doit rencontrer l'envie de l'autre. Une envie qui – forcément – n'est pas la mienne.

Car même si nous rêvons des scénarios similaires – comme de se bander les yeux par exemple – ce que l'autre et moi en imaginons est différent. Nous ne sommes pas traversés des mêmes visions, la volupté que nous en ressentons n'est pas comparable. Et nos différences se noueront de notre audace à les évoquer – tout simplement – ou à s'y jeter ensemble.

Répondre au fantasme de l'autre ne doit pas être un sacrifice

Le fantasme, s'il n'est pas porté comme un désir propre qui tend à rencontrer l'autre, est une obligation faite à l'autre d'avoir lui aussi envie, et de savoir me satisfaire. Car s'il m'aime, cet autre, qu'il m'en donne la preuve en me comblant sur ce terrain de *mes* fantasmes ! Qu'il m'achète ma nuisette ! C'est comme si je déposais mon paquet – mes projections – et que je laissais à l'autre le soin de s'en débrouiller.

Les culpabilités s'engouffreront par cette porte ouverte : culpabilités de n'avoir pas la même envie, de se croire vide de fantasme – quand je n'ai simplement pas ce fantasme-là, celui que l'autre dans l'instant m'impose et qui bâillonne mes propres envies. Ce sera l'occasion des sempiternels reproches : « Si tu m'aimais, tu ferais un effort… » Un effort qui, même si je l'accomplis, ne garantit d'aucune réussite. Car entre ce que l'autre espère et ce que j'en ai compris, il y a encore une marge qui risque de le décevoir, et dont la faute me reviendra…

S'il ne faut pas se résigner à l'impossible réalisation de ses fantasmes, il ne faut pas davantage sacrifier sa propre envie à celle de l'autre. Il est vain d'obéir à un fantasme de son partenaire pour prétendument dépasser ses inhibitions. Inhibitions qui n'en sont pas si ce désir n'est pas le mien, si le fantasme n'est que celui de l'autre.

Le désir n'emprunte pas le chemin de l'effort, et le plaisir ne récompensera pas ma « bonne volonté ». Un fantasme, pour se vivre et pour être agréable, doit rencontrer un désir. C'est mon désir qui doit aller à la rencontre de l'autre, c'est mon désir qui par le désir de l'autre sera interpellé. Et ces désirs n'adhèrent pas spontanément l'un à l'autre. Quelquefois leurs élans prennent des directions contradictoires : l'un voudra un soupçon de violence, l'autre des caresses éthérées… mais le désir argumente, il persuade sans accuser, il convainc en séduisant. Et nos désirs à l'un et l'autre se livreront une bataille torride dont l'enjeu est le plaisir. Du plaisir comme je le veux à la rencontre d'un plaisir comme l'autre le veut. Et qui créeront du plaisir ensemble.

Le fantasme comme « ordre », celui que, parce que je l'ai énoncé, l'autre doit partager – voire assumer pour moi –, ce fantasme n'est l'enjeu d'aucun combat. Il n'y a pas d'autre en face de moi. Il n'y a pas de duel possible. Il n'y a que moi. Et ça ne fonctionne pas, malgré des apparences de dialogues qui ne sont que mes fixations imposées à l'autre. La structure sera déséquilibrée, le reproche et la culpabilité imminents, la frustration pesante.

Affirmer son désir

Aimer l'autre, ce n'est pas lui sacrifier mes préférences pour répondre à ses exigences. Ce n'est pas « obéir » à ses fantasmes comme preuve de mon amour, ce n'est pas non plus lui imposer les miens.

L'amour ne peut s'établir que sur une relation où l'autre et moi sommes distincts. L'amour ne dure qu'à être, toujours, dans l'affirmation de son désir. Un désir qui rencontre le désir affirmé de l'autre, les deux créant une réalité ensemble.

C'est alors qu'il peut être agréable de répondre au désir de l'autre, à ce désir qui d'abord n'est pas le mien. Car là, il ne s'agit plus d'obéir, mais d'avoir envie de lui dire oui. Ce qui en soi est un désir. Et pas « oui » parce que je le dois, parce qu'il me faut assurer l'autre de mon amour, car sinon il ne m'aimera plus, il ira voir ailleurs... S'obliger à être la réponse à la demande de l'autre n'aboutit qu'à cette dépendance qui ne renforce en rien une relation.

Le fantasme ne supporte aucun « il faut que je le fasse ». Il n'est alors qu'un simulacre de partage où l'un se satisfait de son auto-érotisme tandis que l'autre met son désir dans sa poche pour ne pas troubler son partenaire.

Mon fantasme ne peut pas être celui de l'autre. Même si *a priori* les énoncés sont les mêmes, les images que chacun projette sont différentes. Cette différence se révèle lorsque je dis mes fantasmes, et c'est encore elle qui s'affronte à leur mise en pratique éventuelle. Et c'est de cette différence que va se nouer l'expérience.

Déjà les mots, quand ils vont au-devant les uns des autres, se roulent dans les fantasmes. Ensuite les corps feront le reste, ou autre chose, dans un sens encore différent.

Se libérer des fantasmes inconscients

Nos fantasmes inconscients, seuls, sont nos grands dangers. Ils sont même à l'origine de notre peu d'imagination ou de fantaisie dans la réalité. C'est de ces fantasmes inconscients que l'analyse fait le ménage, car c'est à eux qu'il faut renoncer.

Non pas qu'ils soient irraisonnables, mais ils nous tiennent emmaillotés dans leurs filets, ils empêchent notre désir de nous conduire. Ils empêchent l'amour que l'autre et moi voulons vivre de s'inventer, voire de « s'encanailler »…

En étant débarrassés de cette fantasmagorie d'un idéal impossible à réaliser – dans l'inconscient –, les fantasmes, dans la réalité, peuvent se décliner à loisir. Ils peuvent se dire, s'échanger, s'élaborer, se mettre en scène ou non. Ces fantasmes conscients vont et viennent. Ils sont prolixes et généreux. Ils ne sont pas mesquins comme le fantasme inconscient, qui lui est l'économe de nos pulsions, le plan d'épargne de notre désir.

Le capital des fantasmes, dans la réalité, est inépuisable, renouvelable. Et, je le répète, ils ne se cantonnent pas au seul domaine sexuel. L'imagination s'exerce à tous les détours de la vie.

Le fantasme est inhibant quand il est fixé sur une scène précise. Une scène si précise qu'il est impossible de l'aborder d'humeur légère, car il faut en respecter l'exactitude.

En cette fixité se reconnaît une confusion d'avec l'inconscient. Car la pensée – consciente – de mes fantasmes n'est pas à ménager.

Le fantasme peut s'empoigner, se bousculer, s'essayer. Mais il est à déloger de sa place forte quand il est posé comme seule condition – menaçante – pour que « ça » se passe bien. Ou comme on imagine que cela doit bien se passer… Il y a par exemple une différence énorme entre aimer une femme chaussée de bottes, en être excité et bouillant d'idées, et ne pouvoir lui faire l'amour que si (et seulement si) elle en porte.

Le fantasme alors perd de sa grâce. Il devient une contrainte dont la fonction inconsciente est bien précise : il est un paravent, il se pose là comme incontournable pour contourner autre chose, enfoui bien loin en soi.

En général, le « porteur » de ce fantasme le met en pratique avec beaucoup de réserve. Car ce fantasme comme paravent est à ménager : s'il se repliait il perdrait de son efficacité de censeur. Et le désir, bloqué derrière, défierait le contrôle que ce fantasme est censé opérer.

Ce fantasme est à secouer de sa position immuable. Son audace n'a d'autre but que de me prévenir des autres audaces, trop nombreuses pour être toutes maîtrisables.

Car si l'amour doit lâcher les rambardes de sécurité de nos croyances, les corps, s'ils doivent obligatoirement en passer par un certain rituel, en seront entravés. Le désir est trop vaste pour emprunter toujours les mêmes voies.

Le fantasme conscient est léger, mobile. Toute permanence n'est encore qu'un horizon bouché, dont il faut se détourner pour regarder ailleurs.

L'autre et moi : une sexualité sans contrainte

Ainsi libérée du fantasme inconscient, la sexualité n'obéit à aucune constante. Il n'y a pas d'anormalité à ce que le désir sexuel varie, à ce qu'il se déplace. Voire à ce que l'acte sexuel ne soit plus une composante indispensable entre l'autre et moi. La sexualité ne souffre aucune norme, aucun systématisme. Sa fréquence n'obéit à aucun critère général, aucune moyenne (même si on nous bombarde de ladite moyenne). Une relation peut, au fil du temps, se nouer en une tendresse, une complicité, une connivence intellectuelle d'où la démonstration génitale, au sens cru du terme, s'évanouit. Ces intimités-là sont aussi de l'ordre du sexuel, car elles sont nouées de désir. D'un désir qui s'exprime différemment, à sa façon.

Ce désir n'existe que s'il est nourri par l'autre et moi, et non pas au détriment de l'un qui s'en ressentirait frustré.

Des envies changeantes

Il n'y a pas davantage de fatalité à ce que les ébats forcément disparaissent de la relation entre l'autre et moi. Si les corps, le temps passant, perdent de leur éclat, l'ardeur pour autant ne les a pas quittés. Le désir, lui, jaillit toujours par éclairs, et fait l'aimé admirable. Désirable. Et si le couple ne sombre pas dans la routine d'exercices sexuels bien huilés, s'il ose inventer, risquer ses « élucubrations », avouer des idées, la vie sexuelle n'a aucune raison d'être vouée à s'étioler.

La relation entre l'autre et moi, son activité, est on ne peut mieux illustrée par les tours et détours que prend le désir sexuel. Quelquefois on a envie, très envie, quelquefois pas. Et le désir lui-même se transforme, il devient parfois tendresse, parfois jeux érotiques, ses modalités sont illimitées.

Nos envies changent – de soi à soi – suivant les maturités, les audaces s'affirment le temps passant, les fantasmes s'enrichissent d'une expérience. C'est en ces infimes et incessantes variations du désir qu'un couple, au jour le jour, au fil des ans, se risque en son éternelle nouveauté. On ne *trouve* pas son partenaire sexuel, on le rencontre. On le rencontre aussi en la même personne, avec qui on osera de nouvelles envies, d'autres façons de faire l'amour. Mais il faudra « oser ».

Car le couple, le plus « libéré » soit-il, se confronte toujours à ce qu'il a de plus pudique. L'érotisme d'un couple frôle toujours l'indicible, là où les mots nous dépassent, là où ils ne suffisent plus à contenir nos pensées. Et cette pudeur nous fait fragile, c'est d'elle que l'on se défend.

Et pourtant cette pudeur, qui se rencontre et se transgresse sans cesse, est le fantastique garant d'une virginité jamais tout à fait déflorée : je ne sais qui est l'autre, en ma demande je crains encore ses réticences, et je me découvre toujours en mes envies qui changent et qui évoluent.

Oser son désir...

Oser son désir, c'est aller à la rencontre des différents amants que l'autre est à lui tout seul, et que je suis moi-même. On ne fait pas l'amour à vingt ans comme à quarante, ni le soir – après une journée épuisante – comme par un bel après-midi de vacances.

La rencontre sexuelle entre l'autre et moi se renouvelle chaque fois que nous faisons l'amour. Et le désir quelquefois patine, il se fait paresseux. Car l'acquis ne lui convient guère. Il faut à chaque fois inventer, avec l'autre, et se laisser aller à ces petites choses qui nous titillent, et nous intimident...

Ce ne sont pas des « trucs » d'amants confirmés, des méthodes de jouissance, ou des « libérations » qu'il faut s'obliger à pratiquer pour ne pas être rattrapé par la routine. Surtout pas. Il ne faut s'obliger, et encore moins se forcer, à rien. Si ce n'est à oser son propre désir.

Le domaine sexuel concentre toute la création d'un couple : il ne suppose aucune mode, pas de méthodes et encore moins d'exemples.

Désirer quelqu'un – vraiment – c'est devant lui, dans ses bras, oublier tout ce que l'on sait. Et se lancer, avec ses envies, ses folies, ses audaces et ses pudeurs. Et c'est possible, avec l'autre, de vivre le temps passant ce grand saut renouvelé. Écouter le corps de l'autre, c'est entendre des réponses différentes d'un moment à l'autre, un déplacement de ses préférences, de ses zones érogènes. C'est percevoir des désirs sourds qu'il n'ose pas exprimer, c'est l'aider, l'inviter à les énoncer. C'est aussi repérer, avant qu'il ne soit trop tard, des paresses grandissantes, des lassitudes. Et les réveiller, les secouer !

Le désir l'un de l'autre s'alimente non pas d'une débauche d'accessoires salaces, mais d'une vigilance qui ne s'éteint pas derrière la connaissance que l'on croit avoir l'un de l'autre. Car c'est à cause de cette croyance que les plaisirs se logent « ailleurs », en d'autres bras. Il est finalement plus facile d'oser notre créativité sexuelle auprès de quelqu'un que l'on connaît peu, que l'on ne surprendra pas en le délogeant de notre mode d'emploi habituel.

… et risquer ce désir

Ce n'est pas un vain mot que de parler de risque lorsqu'il s'agit d'oser ses délires érotiques auprès de l'autre, car c'est sa réaction, à cet autre, que l'on craint le plus.

Sauf que ce risque, s'il est pris conjointement, s'il est pris par l'autre et moi, ne se verra pas gifler de refus ou de protestation choquée. Et même si la « proposition » n'est pas acceptée – sans qu'elle soit forcément éhontée – elle pourra être l'objet d'autres désirs, d'autres innovations.

Mais que ces propositions aguicheuses auxquelles il est fait ici l'allusion ne soient pas interprétées comme des impératifs absolus à la survie d'un couple ! Ces « dévoiements » érotiques ne sont épanouissants que s'ils sont partagés, voulus par l'autre et moi.

Par exemple, dans l'ère d'explosion sexuelle qui serait la nôtre - du moins dans le discours -, la mode serait aux boîtes échangistes. Y aller pour « rafraîchir » son couple, et parce que c'est la tendance, ne nous garantit pourtant d'aucun coup de fouet. Ou coup de feu. Y aller ensemble, l'autre et moi, est une expérience propre à notre couple, à notre envie. Si c'est pour répondre à la demande de l'autre, fréquenter ces endroits n'est pas une audace de nos désirs qui s'énoncent. Mais plutôt une concession au fantasme de l'un, au détriment du désir de l'autre. Désir qui risque de s'en trouver plutôt refroidi.

Le désir d'un couple, dès qu'il se soumet à ce que les autres font, à ce qu'on en dit, ce désir alors n'est plus animé de sa propre création. En se confrontant à la norme (même les « libérations » peuvent être normées), il se soustrait à ce qu'il a de plus singulier, à ce qu'il a de particulier entre l'autre et moi. Sous couvert d'expression et de libération, les diktats érotiques sont parfois terribles. Le nombre d'orgasmes devient alors établi, obligatoire, ainsi que la fréquence de l'acte sexuel. Il faut parler, il faut faire ça, il faut proposer ci... sinon on est catalogué comme « coincé ».

Une vraie libération

La relation sexuelle est une aventure forcément particulière à chacun. Il n'est pas possible de comparer ses plaisirs, de comparer ses envies, sa jouissance. Et le désir sexuel n'est guidé par aucun mécanisme obligé. La fréquence, la façon de faire l'amour ne sont inscrits dans aucun gène. L'être humain n'est pas soumis à des périodes de chaleur. Et il ne faut pas confondre son système de reproduction – qui, lui, obéit à des cycles, ovulaires par exemple – avec son désir de faire l'amour.

La vraie libération sexuelle serait d'admettre l'impossible à connaître, ces jouissances qui ne peuvent s'évaluer, ces désirs qui ne s'attrapent pas, qui changent, qui se cachent, qui explosent soudain, quand on n'est plus maître de soi. La vraie libération serait peut-être de se dire que, en matière de sexe, de désir, nous ne savons pas, nous ne savons rien. Et que chaque fois est un peu la première... une première rehaussée des autres premières goûtées. Et que personne ne peut nous dire comment faire, ce qu'il est bien de faire, quand le faire, avec qui le faire. Ce serait une sexualité libérée des a priori, de ce que l'on en sait, de ce qu'il est bon d'en faire. Une sexualité qui, à chaque fois, s'inventerait entre l'autre et moi, et dont les seuls tabous seraient l'inconnu qui s'ouvre à nous.

C'est ce qui se passe, en l'acte d'aimer. C'est ce qui se passe et qui est propre à chacun.

Mais, répétons-le, le désir, en ses différentes issues, ses différents exutoires, ne choisit pas toujours intensément la voie génitale. Un couple peut voir évoluer sa relation en un profond amour – après la passion – d'où l'acte physique peu à peu disparaît. Ce n'est de mauvais augure que si l'un ou l'autre – ou les deux – s'en trouve frustré. En cette époque de tyrannie coquine, il ne faut se croire obligé de rien. Faire l'amour n'est agréable que si on a envie de le faire. Et il en est pour qui cet acte n'est pas essentiel. Mais peut, en revanche, en devenir essentielle la culpabilité qu'ils en éprouvent, ou le sentiment d'anormalité.

Perdre l'envie de faire l'amour peut être le symptôme d'un évanouissement de soi, d'un désir qui – trop bridé – se carapate. Cette dissolution du désir alors se répercute ailleurs : aucune autre passion ne pourra prendre le relais. Cette disparition-là du désir se ressent dans sa vie en général, où rien ne va, où plus rien ne m'enthousiasme. Elle est différente d'une baisse de la fréquence sexuelle qui, simplement et ponctuellement, peut être un déplacement du désir vers d'autres intérêts. Ma libido, en ce cas, se porte bien.

Tout le monde – sans que cela signe un dysfonctionnement – n'apprécie pas également la galipette ! Si les femmes, au début du siècle, étouffaient d'un plaisir qui ne leur était pas permis, d'un plaisir qu'elles étaient censées, pour être honnêtes, ne pas ressentir, ne tombons pas aujourd'hui dans l'excès inverse. Où chacun serait obligé de vénérer Éros, par une célébration commune – mais pas forcément collective – des corps et de leurs jouissances.

Les chemins du désir

Éros est partout. Il est entre nos draps, mais aussi dans nos passions, nos loisirs, nos métiers, nos appétits… et la distribution de chaque « poste » est propre à chacun.

Il y aurait tellement à dire sur la sexualité, sur trop de définitions qui la cloisonnent, sur ces désirs que nous ne nous permettons pas parce qu'ils ne sont pas « comme il faut », comme il est écrit qu'ils devraient être.

Le désir de chacun s'inscrit en un chemin particulier. Et ce chemin particulier rencontrera un autre chemin particulier, celui de l'autre. Et s'ils ne s'engouffrent pas dans la voie royale des autoroutes déjà tracées, ils créeront un autre chemin à eux dont ils ne seront pas prisonniers, puisqu'ils l'auront façonné, réorienté, et qu'il n'en finira plus de se dérouler, et qu'ils auront toujours à en définir les contours, à en décider les virages.

À l'encontre des définitions si répandues de la sexualité, de ce qu'elle doit être, l'autre et moi n'évoluerons dans une vraie relation que si celle-ci se dégage de ce qui la fait interchangeable d'un couple à l'autre. L'autre et moi ne « survivrons » qu'à esquiver les généralités.

Chapitre

Et la liberté, dans tout ça ?

Quelle est ma liberté ? Jusqu'où tolérer celle de l'autre ? Quelle place accorder à la liberté dans notre relation ? Et qu'est-ce que cela veut dire, être libre ?

Il est de bon ton – et c'est légitime – d'aspirer à la liberté. Mais dans le même temps, se vouloir libre, c'est se heurter aux préjugés, c'est se confronter à ce que ce mot recèle d'égoïsme latent. Et de menace.

La liberté se pense d'emblée comme un état – le mien – qui s'oppose à l'autre, à la liberté de l'autre. La liberté est supposée se prendre sur le dos de quelqu'un, sur le dos de l'autre avec qui je partage ma vie, des sentiments.

La liberté, prise au sens personnel, s'assimile facilement, et très vite, à un individualisme forcené. Cet individualisme qui, paraît-il, serait le symptôme des temps cruels qui sont les nôtres, chacun trouvant nécessaire de s'isoler de la laideur ambiante. (Pour autant je ne suis pas certaine que notre époque soit plus terrible et plus implacable que les précédentes. Cela fait partie du fantasme sclérosant que d'imaginer un « avant » infiniment supérieur au présent...)

Avant d'établir les éventuelles modalités de la liberté entre l'autre et moi, examinons ce que ce mot englobe, démêlons sa réalité de l'impossible qu'il recouvre.

« En vrac », être libre c'est être dégagé de toute autorité, ne pas obéir aux influences, être pensé par soi-même. C'est décider de sa vie, en faire ce que l'on veut, comme on le veut. Être libre c'est évoluer dans un pays libre. C'est pouvoir circuler, aimer, travailler. Travailler en ayant choisi son métier, sans le subir comme une obligation, une règle économique.

Mais ces conceptions idéales de la liberté soulèvent des ambiguïtés. Criantes quand il s'agit d'argent. Car on est libre à condition d'en avoir, de l'argent, ne serait-ce que pour vivre. Et plus on en a, mieux l'on vit. Mais gagner de l'argent suppose des contraintes qui étouffent ma liberté. Contraintes à l'intérieur desquelles je n'ai pas les coudées franches, où ma liberté peu à peu s'étiole au profit d'une course aux gains. Difficile d'accorder les grands principes aux exigences de la réalité !

La liberté dans le nœud borroméen

La liberté se décline dans le borroméen. La liberté se vit à condition de se penser trois, à condition de se nouer de pensée, d'imaginaire et d'inconscient.

Trois domaines au sein desquels sa définition change :

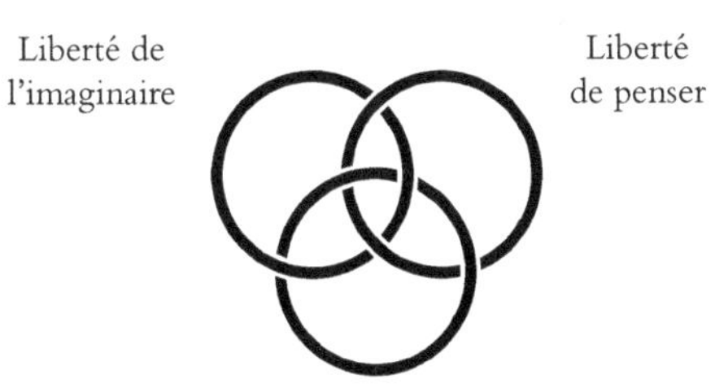

La liberté, telle que pêle-mêle je l'ai abordée, est du côté de la pensée.

La liberté de penser, c'est se penser libre, d'abord. C'est une liberté qui s'analyse, qui se raisonne. C'est une liberté qui émerge de conditions objectives, symboliques : comme une légalité, une démocratie, un droit de vote. C'est une liberté de mots, une liberté de dire et d'écrire. C'est une liberté d'opinion qui s'élèvera contre les dictatures.

Mais si je suis empêché(e) dans mes actions, cette pensée-là, seule, ne me fait pas libre.

Si la liberté ne se cantonne qu'au seul domaine de l'esprit, elle n'est qu'une liberté dogmatique. Elle devient une philosophie, un système auquel je dois me soumettre. Elle n'est plus qu'une théorie à laquelle mes actes sont assujettis, ou qui ne s'accorde pas avec la réalité. Alors ce n'est plus être libre…

La liberté dans l'imaginaire, c'est la liberté d'agir, d'évoluer en étant dégagé(e) du joug des apparences. C'est la liberté physiquement ressentie, celle qui anime et embellit un corps. C'est aussi la liberté d'imaginer, d'affabuler, quelquefois à la manière des enfants. C'est la liberté du « si j'avais des sous, je m'achèterais une grosse voiture ». C'est une liberté fantasmée, conditionnelle, qu'il est bon aussi de rêver et d'exagérer. En dépit parfois de la liberté symbolique, qui elle s'inscrit dans des lois, dans du droit et des contrats.

Cette liberté imaginaire est celle de l'enfant roi. De l'enfant roi en son pays, ce royaume qui n'a jamais existé, où tout est permis, où tout s'organise autour de lui. C'est cette liberté qui titille nos égoïsmes latents, c'est celle-là qui est désapprouvée quand elle est clamée. Car cette liberté, isolée, fait abstraction des autres.

Autant la liberté dogmatique assujettit chacun au même régime, autant cette seule liberté imaginaire m'installe au centre d'un monde fictif qui assouvit mes volontés.

La liberté dans l'inconscient

Nous l'avons vu, le Surmoi dans l'inconscient s'érige en censeur, et le Ça le brave, combat ses incessantes condamnations. Le Ça impose sa fantaisie, sa créativité, court sans répit après la jouissance. Il ne se laisse ralentir ni par la morale du Surmoi, ni par ses menaces et ses injonctions.

Une liberté en équilibre

La liberté, si elle est seulement du côté du Ça, c'est le défoulement des pulsions en leur tout et leur contraire. C'est la liberté d'aimer, mais aussi de tuer, de mourir, de vivre et de se détruire. Cette liberté repose sur un déséquilibre fondamental : le Ça se déchaîne, le Surmoi s'écrase, et le Moi est en péril, en péril de sa vie. Il n'est plus libre d'agir, seulement mené par cet impératif de plaisir.

Cette liberté, isolée ainsi, là non plus ne me fait pas libre.

Une sexualité insouciante qui se moque du sida et donc des précautions à prendre, et qui multiplie les risques de contamination, est la démonstration de cette pseudo-liberté. Elle est vécue au mépris de sa vie, mais de celle des autres aussi. Et il faut en payer le prix, très lourd. Comme un retour du Surmoi qui, trop longtemps refoulé, vient présenter l'ardoise.

La liberté, d'abord, est du côté de l'inconscient. Un inconscient qui n'est soumis ni au totalitarisme du Ça, ni à celui du Surmoi. Mais où l'un et l'autre se tiennent en « respect ».

C'est de cette liberté dans l'inconscient que s'aménage une liberté dans la réalité : une liberté de corps et de pensée.

La liberté, en son point d'origine qu'est l'inconscient, est à l'équilibre des trois instances, le Ça, le Surmoi et le Moi, et leur nouage borroméen.

Chaque être est agité, traversé de pulsions – morbides ou réjouies : le Ça. Chacun est tenu, et quelquefois retenu, par ce grand Autre qui dans l'inconscient le gouverne, l'oriente, l'autocritique : le Surmoi. Et chacun est un corps, une apparence qui entre ces deux extrêmes essaye d'établir une continuité, une cohérence qui navigue entre ces turbulences : le Moi.

La liberté, c'est n'être sous le joug ni du Ça, ni du Surmoi, ni du Moi. Ils cohabitent, et parfois s'affrontent, mais aucun ne prend l'ascendant sur les autres. Car cet ascendant forcément se paye un jour. Au détriment de la liberté.

« Déchaîner » son inconscient

Une liberté qui, par exemple, dans la réalité, est toujours en butte à la culpabilité, une liberté toujours tentée de se justifier, est l'indice d'un Surmoi qui dans l'inconscient tient les manettes de ce que je crois être mon libre arbitre. Il n'est pas rare que dans un couple l'un réclame à l'autre son « droit » à la liberté. Cette liberté-là se prend au regard de l'autre, au regard de son approbation, ou sur le dos de ses reproches. C'est une liberté aliénée à l'autre, dépendante d'une autorité surmoïque glissée dans ce « droit » réclamé.

Dans l'exemple de la maladie comme « facture » d'une sexualité qui se veut sans contrainte, on se place sous le joug des pulsions de mort (la partie sombre du Ça) au détriment de l'instinct de conservation (le Moi) qui n'a plus voix au chapitre. Qui, s'il avait pu s'exprimer, aurait tout simplement suggéré d'utiliser des préservatifs, sans pour autant s'interdire les plaisirs jusque-là embrassés.

À l'inverse, une domination du Surmoi peut se traduire par une atonie de la vie sexuelle dans la réalité, et dont le tribut sera également la maladie : le Surmoi impose au Ça de brider ses pulsions, et sa morale rigide et totalitaire prend le pouvoir. Au détriment de tout. Car rien ne se passera, ni physiquement ni sentimentalement, le quotidien ne sera qu'un enchaînement de gestes obligés, préservé de tout aléa. La vie, et son potentiel de « risques », l'aura déserté. Sauf que le corps, à force d'être occulté, se venge et se fait entendre. En général par la souffrance.

On pourrait ainsi simplifier le fondement de la liberté : elle serait, pour chaque être, le déchaînement dans l'inconscient – au sens d'enlever les chaînes – du Ça, du Surmoi et du Moi. Elle serait le lâcher-prise de chaque instance. Elle serait la libre expression de leurs contradictions qui, si elles nous effraient dans la réalité, cohabitent parfaitement dans l'inconscient.

Une liberté tant soit peu maîtrisée dans la réalité, une liberté qui s'éprouve concrètement, repose sur une abdication de tout contrôle dans l'inconscient. C'est alors le désir qui, en émergeant du cœur du nouage borroméen, a voix au chapitre. Et c'est lui qui, le plus sûrement, sait trouver dans la réalité le chemin de son exutoire, et sa satisfaction.

La liberté, dans l'inconscient, est l'articulation entre elles d'aspirations différentes, d'élans opposés. Car chaque instance de l'inconscient a ses buts et ses visées spécifiques. La liberté est la faculté d'adaptation, de réorientation, de rupture ou de conciliation de ces contradictions. La liberté est une dynamique, une mobilité qui me permet de ne pas me cantonner aux mêmes impératifs, ceux du Surmoi par exemple. La liberté est celle d'un désir qui toujours trouve son chemin, quel que soit le parcours, quels que soient les détours.

Il n'y a pas d'état définitif de la liberté. Car si dans la réalité une démocratie est un État libre, cet État n'est jamais établi « pour toujours ». Il demande vigilance, effort, remise en question, réformes… Il suppose un désir qu'il en soit ainsi, car cette liberté ne va pas de soi. Elle se défend et se démontre à chaque instant. Elle se regagne sans cesse.

On n'est jamais libre, au sens de la permanence du terme. On n'est jamais libre au sens d'une position à laquelle on serait parvenu. On est libre d'être en mouvement, on est libre d'être capable de se libérer sans cesse, et d'esquiver les chaînes qui nous guettent au quotidien.

On est libre quand, au travers des influences que l'on subit forcément, une pensée – ma pensée – s'énonce et se distingue du consensus et des modes.

À l'image de cette cohabitation du Ça, du Moi et du Surmoi, la liberté s'exprime en reconnaissant ses entraves et ses influences.

La liberté entre l'autre et moi

La liberté, dans un couple, se pense immédiatement comme un adultère autorisé. Or ce n'est pas cela, bien sûr.

Nous quittons à peine la grande mode des couples dits « libres ». Nous la quittons parce qu'elle n'a pas fait ses preuves. Car la permission – tacite ou pas – d'aimer ailleurs est rarement nouée à la manière du borroméen. Si l'esprit la vante, les corps souvent rechignent (savoir l'autre dans des bras différents refroidit quelquefois une libido), et l'inconscient fait obstacle par son refus du « partage ».

Ces couples libres, malgré un accord apparent, fonctionnent souvent à l'unilatéral. L'un a imposé son mode d'être, l'autre a accepté pour ne pas le perdre, et il souffre comme un chien. Jusqu'à ce que la douleur abîme l'amour, et l'éteigne.

Ces couples libres, ceux dont je brosse ici un portrait pessimiste, prônent une liberté d'agir que le désir ne soutient pas toujours. Il existe cependant des couples pour qui cet accord fonctionne. Et dont l'accord, justement, est motivé par le désir de l'un et de l'autre. En général ceux-là n'ont pas besoin de faire la démonstration de leur « contrat », ni de le théoriser. Ce mode d'être à deux, quand il est noué par un désir qui se rejoint, ne s'embarrasse pas de l'opinion des autres.

La liberté d'un couple n'existe que si elle s'acquiert à deux

Toute liberté se conquiert. Celle du couple aussi. C'est une conquête qui s'élabore, indépendamment des concepts et des modèles et qui ensuite continue de se défendre.

Nous sommes nombreux à abdiquer sur cette conquête – comme un fait obligé – en nous engouffrant dans la vie à deux. Encore une façon, croyons-nous, de « garantir » notre couple : je suis avec l'autre donc je ne suis pas libre. Je n'ai plus de questions à me poser, plus d'aspirations à écouter.

Mais l'envie de liberté ne s'éteint pas avec cette équation. Elle peut réapparaître, avec excès parfois, dans des revendications soudaines de « respirer », des « besoins d'aller voir ailleurs », des « avec toi je ne suis plus moi »...

Ces situations, ces lignes rouges qui une fois franchies claironnent la cassure imminente, ne sont pas imputables à l'un au détriment de l'autre, au détriment de celui qui s'en plaint. Être un couple, c'est être deux à tisser les liens, à cadenasser les verrous. C'est aussi être deux à ouvrir grand les fenêtres, à condition de créer sa liberté, son mode d'être. À condition de ne pas les revendiquer comme un kit à monter, aux structures déjà pensées et expérimentées par celui qui la vante.

Dans le prêt-à-porter du couple libre, par exemple, le fait d'être défini dans ses grandes lignes et ses modalités en assure quasiment l'échec. Un couple n'est libre que de s'inventer, par-delà ce qu'il pense être et ce qu'on lui a dit d'être, par-delà ce qu'il a vu être.

Les sociologues – dont c'est le travail – définissent et répertorient différentes catégories de couples : ils les rangent selon des paramètres d'âge, de revenus, de nombre d'enfants, de régions, de divorces... Ces classifications nous casent peu ou prou dans un tableau dont nous ne remettons pas en cause l'approximation et le champ particulier, un tableau à la vérité duquel nous adhérons.

Car nous voulons croire que chaque couple entre ainsi dans une catégorie objective. Nous revendiquons des familles de comportement, des classements par types d'hommes, par genres de femmes. Nous nous identifions à ces descriptifs. Nous en aimons les aspects valorisants. Et les défauts – parce qu'ils sont généraux, parce qu'ils entrent dans le « lot commun » – nous rassurent aussi : si nous sommes imparfaits, nous avons *tous* les mêmes travers. Ces défaillances sont la loi du lot, celui dont je fais partie, donc je n'y peux rien...

Et malgré l'aspiration qu'a chacun d'exprimer son originalité, nous nous engouffrons joyeusement dans ces définitions collectives du couple et des règles qui érigent sa liberté.

Nous savons bien – car nous avons retenu la leçon – qu'il faut permettre à l'autre des passions, même si elles nous sont étrangères. Nous savons bien qu'il faut nous octroyer des soirées entre filles, et laisser l'homme regarder, tranquille, son match de foot. Qu'il ne faut pas le tanner de questions sur son travail quand il n'aspire qu'à se taire devant la télé, ni l'assommer de commentaires sur notre journée quand manifestement ça ne l'intéresse pas. Tout cela est de bon sens. Ces conseils sont très raisonnables, mais ils ne me garantissent d'aucune liberté entre l'autre et moi.

Si je sors avec mes copines - dont les conversations quelquefois me bassinent - en m'angoissant toute la soirée sur son emploi du temps à lui, aucune aération ne vient là souffler sur mon couple. Cette tentative sera de l'ordre de ma bonne volonté, de l'effort, de la concession. Mais pas de l'ordre du désir, du désir d'être libre, soi, et ensemble, du désir inconscient que l'amour entre l'autre et moi ne s'étiole pas sous les contraintes et le manque d'oxygène.

Cet oxygène n'est pas obligatoirement l'espace réservé à l'autre et où je ne suis pas. Être libre ne veut pas dire être séparé, aller voir ailleurs et goûter d'autres baisers. Cela peut être cela, aussi, pour certains. Mais ce n'est pas l'argument de la liberté.

La liberté d'un couple repose sur une élaboration de ce couple hors des sentiers battus et rebattus de ce que l'on en dit, de ce que l'on en pense, de ce que l'on croit savoir.

C'est déjà, de soi à soi, et de soi vers l'autre, lâcher toutes les définitions de ce qu'est un homme, de comment fonctionne une femme[1]. Car le couple, sinon, se bâtira d'emblée sur la certitude de ce que je suis – en ce sexe qui me définit – et sur ma connaissance

1. Sophie Cadalen, *Hommes, femmes, ni Mars, ni Vénus*, Éditions Leduc.

de l'autre. Une « connaissance » qui ne sera faite que d'a priori : elle empêchera mon couple de se créer sans plans tirés d'avance, elle sera un semblant de béquilles pour assurer mon équilibre.

Or il est peu probable que ces béquilles soient taillées à ma mesure, et à celle de l'autre. Et c'est un handicap que de marcher soutenu par une canne trop petite ou trop grande…

Fuir les définitions

Le couple, aujourd'hui, se cherche une nouvelle définition. Car la société a beaucoup changé, car le rôle des femmes, en cinquante ans, s'est littéralement transformé, et par là même celui des hommes. Et leur rapport s'en trouve forcément bouleversé.

Ces faits historiques et sociologiques épargnent, une fois de plus, notre responsabilité propre, nos envies. Car beaucoup de malaises individuels s'engouffrent allégrement dans cette raison commune et bien pratique : ce n'est pas moi, en tant que femme, qui suis insatisfaite de ma vie, c'est *la* Femme qui change, et *le* Couple qui cherche ses nouvelles marques. Et quand *la* Femme aura recréé *le* Couple, il est à supposer que *l'*Homme, en cette nouvelle structure, devra lui-même se réadapter à *la* Femme, en leur couple. Et s'il change c'est *le* Couple qui devra s'en modifier, et en raison de cette modification *la* Femme changera encore…

En poussant au plus absurde la recherche de *la* Définition – dont j'attendrai vainement l'élaboration –, on se rapproche finalement de ce qui fait la vitalité d'un couple : un autre et moi qu'aucune définition ne contiendra, dont la vie à deux est à recréer sans cesse, et sa liberté à soi, ainsi que celle de l'autre, à conquérir toujours pour être libre ensemble. Sans majuscules pour nous désigner.

La liberté ne s'acquiert dans un couple qu'à confronter l'un à l'autre deux désirs : le mien et le sien.

À chacun « sa » liberté

Ces lieux communs de la prétendue liberté d'aller « voir » ailleurs, de séparer ses hobbies, d'avoir ses propres copains sans s'encombrer systématiquement du conjoint, ces lieux communs, énoncés comme étant adaptés à tous, reposent sur un postulat très simple et tout à fait erroné : ce que les femmes veulent, c'est ce que moi, femme, je veux. Ce que l'homme veut c'est ce que veulent tous les hommes. Chaque « tribu » a ses exigences et ses principes de liberté, communs à chaque individu. Les codes en étant posés, il n'y a plus qu'à les respecter. Ils s'emboîteront les uns dans les autres, et notre passeport pour la liberté sera assuré.

Des êtres singuliers

Acteurs de notre époque, évoluant dans un certain contexte culturel et économique, sujets d'une même histoire, nous avons bien sûr de grands traits communs, des « marques » qui nous font hommes et femmes. Mais ces généralités sur ce qu'est un homme et une femme ne sont pas à confondre avec la nature intrinsèque de chacun. Ni avec sa génétique. Il n'est rien qui dans la nature humaine aille de soi. Car cette fameuse « nature » est un carrefour d'influences diverses : l'éducation, l'époque, les mœurs, et le désir que chacun porte en soi.

> La coquetterie des femmes serait-elle biologique, ou la conséquence d'une image de leur nature transmise depuis des siècles ? La coquetterie des hommes, d'ailleurs, devient elle aussi d'actualité : au-delà d'une préoccupation d'élégance qu'on leur concédait jusque-là, aujourd'hui l'état de leur épiderme les préoccupe ouvertement. Serait-ce un neurone qui a modifié ses transmetteurs ? Ne serait-ce pas plutôt une tendance de ces temps-ci qui leur accorde - enfin - le droit au souci de leur image ? Souci qu'individuellement ils ont toujours eu...

Cet exemple de la coquetterie pointe l'erreur qu'il y a à confondre ce que fondamentalement je suis et ce que l'histoire m'a fait être. Or j'en suis le croisement, un croisement en perpétuelle mutation. Ce que je suis évolue tout au long de ma vie, ce que l'époque me fait être aussi. Et ce qu'on me dit être l'autre ne me fera jamais accéder à sa parfaite connaissance. Ses désirs, même répertoriés par les sondages et les enquêtes, ne peuvent être exactement cernés. Le désir est ce qui nous fait singuliers, différents les uns des autres. Si l'objet d'un désir est le même, apparemment, pour deux personnes (par exemple manger une glace au chocolat), les raisons, les impressions, les plaisirs supposés seront de l'un à l'autre autant de nuances qui en feront pour chacun un élan particulier. Et la satisfaction retirée, si elle se partage – on se délectera ensemble en poussant des soupirs – n'est pas comparable. Je sais quels plaisirs j'en tire, mais la sensation du plaisir de l'autre me sera toujours mystérieuse.

C'est pourquoi, définir d'emblée et de façon globale les modalités de la liberté d'un couple, de la liberté entre l'autre et moi, c'est nier à chacun une conception de cette liberté qui lui est propre, et la jouissance qu'il en retire.

Partager ses aspirations

Créer sa liberté entre l'autre et soi, c'est déjà se poser la question, chacun, de son aspiration. Et cette question ne se pose vraiment qu'en se dégageant de ce qu'on dit de la liberté, de ce qu'on en pense.

La question est celle de ma liberté. Est-elle d'aller au cinéma avec une amie ? Non. Pas forcément. Ne serait-ce pas de quitter la ville le week-end, et avec lui s'il en a envie, et quoi qu'il en soit de partir, que l'autre me suive ou non, sans que ses impératifs à lui, professionnels par exemple, ne me clouent sur place ? Peut-être que sa liberté, à l'autre, est de travailler le week-end. Parce que, pour cet autre, le repos obligé du dimanche a le mauvais goût d'une passivité obligée quand il a tant de choses à faire, à écrire, et qu'il aime cette énergie-là.

Voilà deux élans qui *a priori* s'opposent : l'un a besoin de son entracte au vert, l'autre ne supporte pas cet arrêt obligé qui pour lui ne s'impose pas. La liberté, pour ce couple, ne se trouvera dans aucun mode d'emploi aux formalités tracées d'avance. Si ce n'est sous forme de concessions à faire : un week-end ensemble, et le suivant chacun de son côté. Ou un week-end à la ville, et l'autre à la campagne. Pourquoi pas ? Cela peut fonctionner. Mais sur la base de modalités définies d'avance, cela ne fonctionnera qu'un temps. Le temps que cet « arrangement » pèse comme une obligation.

À ce couple-là, il n'y a aucun « truc » à donner. Si ce n'est le mettre en garde : abdiquer son désir au profit de celui de l'autre n'est jamais bénéfique à terme. Le « tout ou rien » entraîne des frustrations qui rejailliront un jour, en des élans souvent disproportionnés sur l'instant.

À ce moment de la vie de ce couple, les désirs divergent. Si l'un et l'autre laissent choir les convenances et les on-dit de ce qu'il faut faire, ces désirs-là pourront se confronter, s'argumenter, se convaincre peut-être. Certes, l'aménagement d'un emploi du temps le plus satisfaisant possible pour l'un et l'autre supposera des concessions. Mais si leurs désirs se sont séduits, ces concessions ne rimeront pas avec renonciation. S'accorder la liberté de travailler un dimanche – par exemple – parce que je le souhaite, et promettre à l'autre une balade en forêt le week-end prochain, au lieu d'un « donnant-donnant », peut devenir une variation des plaisirs. Plaisir que l'on se fait à soi, plaisir que l'on fait à l'autre. Et cette variation, qui n'est pas un « *deal* », change la donne de notre liberté à l'autre et moi.

Un contrat, lorsqu'il est établi – croit-on – assure d'une permanence : ce que l'on a convenu est sûr et définitif. Or, le dialogue entre une aspiration à ma liberté et celle de l'autre est un dialogue jamais interrompu, car jamais conclu. Car ces aspirations changent, elles ont à se confronter sans cesse. Sans pour autant s'affronter. C'est pourquoi, quelque part au fond de nous, nous aimons le principe du mode d'emploi : il est déjà décidé, et il n'a plus à se discuter. Nos tendances à la passivité, notre peur d'innover s'en contenteraient volontiers.

La liberté, dans un couple, repose sur son désir à soi – un désir qui s'éprouve et se redécouvre – et sur le désir de l'autre, lui aussi dans la mouvance.

N'être « pas tout » pour l'autre

L'erreur qui nous guette, et que chacun a plus ou moins expérimentée – voire qui nous accompagne tout au long de la vie – c'est de confondre son désir à soi et celui de l'autre. C'est d'aspirer à une liberté et d'en supposer à l'autre la compréhension obligée, et l'adhésion. Car il n'est rien de moins évident : la liberté de l'autre, telle qu'il la désire, telle qu'il la savoure, peut m'être tout à fait étrangère. Sans que cette liberté soit pour autant contre moi. Que l'autre aime travailler les dimanches ne veut pas dire qu'il s'ennuie avec moi. Mais qu'il a d'autres passions que ma seule personne.

Reconnaître à l'autre des libertés qui ne sont pas les miennes, c'est encore affronter l'idée – terrible dans l'inconscient – que je ne suis pas tout pour l'autre et que l'autre n'est pas tout pour moi.

Et la liberté se glisse dans ce « pas tout ». On n'est jamais tout pour l'autre, quelles que soient nos tentatives. Et c'est le fait d'admettre cet espace – parfois infime – où je ne suis pas, qui sera à l'origine de notre liberté à nous deux, ensemble.

Ce « pas tout » est la part d'inconnu que contiendra toujours pour moi le désir de l'autre. Car si je cerne à peu près mon propre désir – j'aspire à du calme, à une solitude que je m'octroie –, je ne peux répondre au désir de l'autre avant qu'il ne l'ait lui-même énoncé.

Or il n'est pas d'erreur plus grande et plus répandue, quant à cette liberté accordée à l'autre, que de la lui offrir avant qu'il l'ait réclamée. Car était-ce vraiment cela que l'autre souhaitait ? Sa liberté ne passait-elle pas déjà par sa volonté, à lui, d'en décider et de m'en parler de son propre gré ? Si par exemple je lui organise une soirée entre amis, suis-je certain(e) qu'il avait vraiment envie de sortir ce soir-là ?

La liberté d'un couple n'est possible qu'à condition d'être la rencontre de deux libertés, même radicalement différentes. Si chacune est portée comme un désir, il y a toujours échange possible, et conciliation, et bénéfice aussi.

La différence fait peur, mais elle n'est pas insurmontable. Ce qui par contre échoue, c'est de vouloir ramener l'autre à ce que je suis. Je peux ainsi gaspiller mon temps et mon énergie à persuader l'autre que l'air de la campagne, une fois par semaine, est indispensable à son biorythme. Ce qui échoue, c'est de gommer toute différence entre l'autre et moi, car la différence est source de découvertes permanentes, d'intérêts, de curiosités. Et c'est de vouloir camoufler cette différence qui met l'amour en danger, quand on croyait par là en assurer la stabilité.

La liberté est de libérer cette différence. De ne pas la combler par des modèles et des modes d'emploi de l'autre et de moi. La liberté d'un couple, c'est la liberté, déjà, d'être l'autre et moi différents. C'est la liberté de son mode d'être, de son quotidien, de sa sexualité, de sa sociabilité. Et cette liberté n'est pas soutenue par le regard des autres, par l'idée de ce qu'il faut être, de ce que les statistiques me promettent et me définissent.

Cette liberté n'est pas une affaire d'intelligence. Le désir, l'envie d'être libre ne se pense pas. Cette envie se ressent, dans son aspiration comme dans sa satisfaction. C'est pourquoi s'enfermer dans un concept purement réfléchi de cette liberté, c'est en occulter le nouage de corps et d'inconscient qui en fait la validité.

La liberté s'entend couramment comme une fuite. On croit qu'elle est forcément ailleurs, hors du couple, hors de l'autre et moi. Alors que la liberté se porte en soi, et se transporte où que l'on soit.

Ma liberté c'est d'abord celle d'aimer, d'aimer un autre et de l'aimer librement.

La liberté n'est pas extérieure au couple

Penser ou vivre la liberté comme extérieure au couple, ce serait démissionner de ma participation dynamique à la relation entre l'autre et moi, ce serait faire de ce couple un blockhaus qui me dispenserait de le réinventer chaque jour. Le blockhaus du couple, c'est l'autre mis à une place dont il ne bouge pas – en tout cas dans mon imaginaire – comme un pivot autour duquel s'articule ma vie. Un pivot dont je m'écarte à l'occasion pour respirer le bon air du large, tenu(e) malgré tout et rassuré(e) par ma dépendance à ce centre. La liberté alors est la permission – demandée à l'autre ou prise sur son dos – de mettre le nez hors de la prison du couple.

Un couple infantile

C'est une conception inconsciemment infantile du couple : la permanence, c'est les parents. La mère, omniprésente, omnisciente, est ce pivot. Elle me regarde, enfant roi que je suis, elle ne vit que par moi, elle n'est là que pour moi. Cet amour – imaginaire – même si j'y tiens, m'étouffe. Alors je le quitte pour respirer, ailleurs. Puis je reviens vers cette mère, car sans elle, sans son regard, je ne suis pas sûr(e) de mon existence.

L'apprentissage de la liberté, chez l'enfant, passera par la découverte que le parent est désirant, et pas seulement de l'enfant. Que son désir le porte vers d'autres horizons où l'enfant ne s'inscrit pas. C'est le début du « pas tout » : je ne suis pas tout pour lui, il existe en dehors de moi. J'existe donc, moi aussi, en dehors de lui. La relation parent-enfant peut alors quitter ce lien totalitaire, cette dévoration passionnelle.

Mais, dans l'inconscient, cet apprentissage n'a pas toujours été fait. Et l'autre – reflet de ce parent imaginaire que je n'ai pas quitté – sera assigné à cette place qui ne lui concède aucun désir hors de moi, donc aucune liberté.

La liberté d'un couple se tisse comme une broderie sur l'espace vide, vacant, de ce « pas tout ». C'est un ouvrage jamais fini, au motif toujours changeant. Un ouvrage très délicat, dont l'outil le plus fiable est le respect.

Respecter nos différences

Ce respect empêchera nos libertés de se gagner l'une contre l'autre. Car la liberté d'un couple suppose d'abord la liberté de chacun, puis celle d'être à deux au-delà des modèles. Cette liberté n'est pas possible si nos libertés, à l'autre et moi, comptabilisent les points de nos guerres incessantes. Et si nos libertés à l'autre et moi certes se confrontent, pourtant il n'y a ni vainqueur ni vaincu.

Une liberté gagnée sur celle de l'autre n'en est pas une, puisqu'elle dépendra de cette capture, puisque si l'autre se libère je perds mon « avantage ». Si je suis libre contre l'autre, ma liberté sera suspendue à sa résignation mais il peut regimber, et protester. Si je gagne ma liberté d'un week-end au vert en traînant l'autre derrière moi, je serai menacé(e), chaque vendredi soir, de me la voir, cette fois, refusée.

Le respect sera celui de la différence. La différence qui fait que je ne suis pas l'autre et qu'il n'est pas moi, que nos places ne s'échangent pas, qu'elles ne se comparent pas. Nos libertés n'ont pas à se battre jusqu'à ce que la « meilleure » gagne. Jusqu'à ce que l'une abdique en faveur de l'autre, et que cette différence soit abolie.

Le respect, au sens général, c'est la convenance de certains codes, de certaines politesses, dont les modalités varient selon les lieux et les époques. Au sens de l'autre et moi, de notre liberté, le respect sera – vis-à-vis de l'autre – de nous en tenir à des pensées, à des questions et des suppositions, sans les transformer en vérités auxquelles l'autre devrait se conformer. Respecter l'autre c'est par exemple admettre que le dimanche il n'a pas besoin d'aérer ses petits poumons, et qu'il adore profiter du ralenti de cette journée pour s'immerger dans certains travaux. Et cet autre, lui, respectera mon besoin vital de quitter la ville le temps d'un week-end.

Si je ne dois pas céder sur mon désir – le désir de ma liberté telle que je l'entends, et telle que l'autre peut la tolérer –, je dois tout autant respecter la liberté de l'autre. Je ne dois pas ligoter l'autre avec mes certitudes sur ce qu'il est et sur ce qui est mieux pour lui. C'est ainsi que, sur le plan de la réalité, les aménagements seront possibles, et que nos ententes ne seront pas des sacrifices.

La liberté d'un couple n'est pas douloureuse. Si elle fait mal, si l'un la subit tandis que l'autre la vit, c'est qu'elle est entravée d'aliénations et de résignations, c'est que cette liberté n'est pas libre. Un antagonisme que nous croisons souvent…

Retenons l'essentiel : nos libertés individuelles, se rencontrant, pourront seules inventer la liberté d'être et de vivre ensemble. Sans modèle, sans schéma déjà tracé, sans comparaison obligée.

Avançons à présent sur le terrain miné qui rôde autour du mot liberté : l'infidélité.

L'infidélité : quelques a priori à gommer

Nous ne traiterons pas ici des différences fondamentales entre les hommes et les femmes. Examinons cependant cette idée répandue que l'homme par nature serait infidèle, et la femme non.

Hommes et femmes : des infidélités différentes ?

En tout cas – dit-on – si la femme aime ailleurs, c'est qu'elle n'aime plus ici. La femme ne pourrait pas diviser ses affections alors que l'homme, lui, serait capable de revendiquer son amour pour sa partenaire sans pour autant cesser « d'explorer » d'autres contrées. On attribue même cette compulsion de conquêtes à la structure de son anatomie, à sa biologie. L'infidélité masculine serait la cause d'un impératif organique, tandis que la femme, que nul besoin physique ne taraude ainsi, aimerait d'abord et toujours avec son cœur. (Une contrée, le cœur, qu'il n'est pas facile de localiser, si l'on y réfléchit bien…)

Ces principes dédouanent les hommes de leurs écarts, puisque ce serait leur corps qui les commanderait, puisque leur tête n'aurait rien à y voir et que leur amour, au sens spirituel du terme, ne serait pas impliqué.

Et par la même occasion, pour les femmes, ne penser leurs amours qu'avec leur « cœur » les préserve d'éventuelles tentations, et rassure les hommes que, bien sûr, ce schéma arrange. Eux peuvent « s'égarer », mais pas elles… puisqu'elles ne sont pas faites ainsi.

Sans s'étendre sur le sujet, gommons tout de même quelques a priori qui ont la vie dure.

Si les comportements sexuels et conquérants de l'homme et de la femme divergent, ils ne sont pas dus à leurs simples différences organiques.

La sexualité, lieu par excellence du désir, est au nouage du corps, de l'esprit et de l'inconscient.

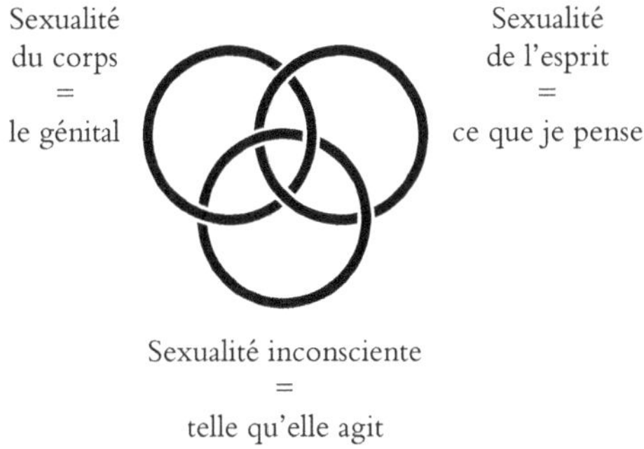

Si les organes génitaux – lieu du corps – sont un facteur déterminant de la sexualité, ils n'en sont pas toute l'explication.

Du côté de l'esprit, on range ce qui fait notre culture, l'historique de la définition des sexes, notre éducation, tout ce qui s'en dit, tout ce qu'on en pense.

Il n'y a pas très longtemps que, de ce côté intellectuel de la question sexuelle, le désir et la jouissance se voient accordés aux femmes. Il y a peu elles faisaient encore leur « devoir », elles obéissaient à leur rôle de génitrices. Et leur réputation était celle de « petite » vertu si on les savait promptes au plaisir. Du moins socialement, du côté de « l'esprit de la chose ». Car dans l'intimité de l'alcôve, les corps – dans le meilleur des cas – s'exprimaient différemment.

Des identités sexuelles aux contours indistincts

Ces comportements attribués aux hommes et aux femmes sont le fait d'une histoire, d'une histoire en mutation, dont les vérités évoluent et se transforment. Mais cette catégorisation des hommes et des femmes, de corps et d'esprits différents, n'est pas si tranchée. On distingue les hommes des femmes, on les range selon des définitions spécifiques, et pourtant chacun se retrouve – également – dans l'autre sexe. L'homme se reconnaît en des qualités dites « féminines », telles que l'intuition, par exemple. Freud, dans *Trois essais sur la théorie sexuelle*, écrivait en 1905 :

« On ne trouve de pure masculinité ou féminité ni au sens psychologique, ni au sens biologique (...). Chaque individu présente bien plutôt un mélange de ses propres caractères sexuels biologiques et de traits biologiques de l'autre sexe et un amalgame d'activité et de passivité, que ces traits de caractère psychique dépendent des caractères biologiques ou qu'ils en soient indépendants. »

Et dans l'inconscient, la distinction est encore moins évidente. Car chacun porte inconsciemment sa propre définition – sans rapport avec les grands thèmes écrits et pensés – de sa féminité, de sa virilité. Ou de leur absence. La femme la plus superbement femme peut se révéler, à l'analyse, être en butte à un sexe qu'elle ne se reconnaît pas. Ce qui se traduira, dans le paraître, par une débauche d'effets signifiants : maquillage, habillage, coquetterie... dont l'abondance et l'efficacité n'apaiseront pas l'angoisse de n'être pas « assez » femme, et de devoir faire preuve de son sexe. Car elle-même, en son plus intime, n'en est pas certaine.

Les hommes aussi sont le jouet de cette démonstration – jamais aboutie – et se blindent de l'armure du vrai « bon père de famille », du « bon mari ». Celui « qui en a », celui qui assume… Et si cela rate, si la souffrance de ne pas y parvenir l'allonge sur un divan de psychanalyse, son inconscient fera entendre un chaos d'où n'émerge aucun sens de sa virilité, où se révèle une absence de références sur la fonction du père. Toute l'énergie dépensée à avoir l'air d'un homme palliait cette incertitude inconsciente d'en être un.

Rappelons-le : si en analyse ces thèmes sont souvent rencontrés, ils sont ici présentés dans une simplification extrême qui ne raconte pas l'histoire particulière de chacun.

En ces nuances abordées là, en ces incertitudes croisées du côté du corps, de l'esprit et de l'inconscient, comment ranger chacun dans une définition commune à un sexe et à sa nature ? Les comportements ne sont jamais généraux. Et si les grandes lignes se ressemblent, l'infinité de nuances de l'un à l'autre nous fait différents, même entre gens du même sexe.

Comment donc assigner à tel sexe le comportement type de l'infidèle ? Comment admettre l'infidélité intrinsèque de l'homme et la vocation de Pénélope, fidèle et patiente, qui attend le retour de l'époux volage, en tissant et retissant inlassablement la toile de leurs amours ? Comment ne pas voir là une « organisation » sociale et culturelle qui légitime les uns et conforte la résignation des autres ? Est-il vraiment dans la logique de l'homme – une logique guidée par l'entrejambe – d'aller butiner ailleurs ? Et les femmes, toutes aimantes soient-elles, n'en ont-elles pas envie à l'occasion, elles aussi ? Doivent-elles admettre que leur compagnon est ainsi bâti que leurs bras jamais ne pourront les retenir ? N'ont-elles pas leur part d'exigence, et de papillonnage, comme les hommes ?

Si l'équilibre social et économique entre les hommes et les femmes devient un jour effectif, ce sera certainement d'avoir posé ces questions-là, et d'avoir explosé les lieux communs qui y répondent aussitôt.

Une infidélité incontournable ?

Nous parlons ici volontairement d'équilibre, et non pas d'égalité. Ne peuvent être égaux que deux éléments comparables. Or l'homme et la femme ne le sont absolument pas. Ils peuvent, en leur duos et leurs échanges, s'équilibrer. Ils ne pourront jamais se comparer. On peut comparer leurs salaires, leurs tailles moyennes, mais pas ce qu'ils sont. Jamais leurs différences ne s'aplaniront pour que puisse s'établir la comparaison. Et tant mieux. C'est cette différence qui précipite chacun des deux sexes à la rencontre de cet autre qui nous est étranger.

Alors reposons la question de l'infidélité en admettant que ce n'est pas leur seul organe sexuel qui rend les hommes réceptifs aux beautés environnantes. Admettons de même qu'une femme, si elle aime avec son cœur (l'homme aussi j'espère, il ne serait sinon qu'une brute épaisse incapable de sentiment, seulement guidé par son bâton brandi !) aime aussi avec son corps.

Le désir est au nouage des trois anneaux du corps, de l'esprit et de l'inconscient, pour l'homme comme pour la femme. Le désir d'aller voir ailleurs aussi.

Cette infidélité, cauchemar des idéaux de l'amour et du couple, cette tentation un jour ou l'autre rencontrée, éprouvée ou sérieusement envisagée, est-elle incontournable ? Chaque couple, du plus solide au plus bancal, doit-il se résigner à « y passer » ? Est-ce une obscure menace qu'une vie entière doit tenir sous son œil vigilant ?

Et l'autre, qu'en pense-t-il ? Faut-il en parler avec lui ? Faut-il éviter le sujet pour que, si l'autre me trompe, je ne le sache jamais ? Ou au contraire, me préviendrai-je de ses écarts – et des miens – en le surveillant sans cesse, en étant celle ou celui qui répondra à toutes ses attentes, à tous ses fantasmes ?

Il n'y a pas de réponse, il n'y a pas *la* réponse. L'infidélité chez chacun acquiert sa propre définition. Et ce sont ces définitions particulières qu'il est bon de confronter à celles de l'autre.

La fidélité n'a pas d'œillères

Si la fidélité est de s'engager à ne jamais tourner la tête d'un côté ou de l'autre, cette fidélité-là – brandie en promesse d'un amour exclusif et pour toute la vie – repose sur un postulat ambigu : « Je ne peux t'aimer qu'en ignorant les autres. Ainsi je protégerai notre amour, je l'isolerai dans la cage hermétique de notre tête-à-tête. » C'est un amour qui, finalement, n'a pas tellement confiance en lui-même…

Je n'aborde pas là l'éventuel passage à l'acte. Mais le désir, simplement. Le désir de regarder l'autre sexe, de le séduire, le désir d'avoir envie. Un désir qui se contente d'être en suspens.

Cette exigence de fidélité de soi à l'autre, comme une interdiction de regarder *les* autres, est trop souvent réclamée. Que ce soit par les hommes aux femmes ou par les femmes aux hommes. On s'offusque, on s'irrite du coup d'œil de l'autre qui coule sur la hanche d'une passante. Certes, il pourrait être plus discret… Mais le « qu'est-ce qu'elle a de plus que moi ? » qui en jaillit, auquel l'autre se gardera bien de répondre, révèle une angoisse fondamentale : il existe forcément quelque part quelqu'un qui aurait ce que je n'ai pas, ce truc en plus, ce charme qui n'est pas le mien, cette ivresse des sens que je ne sais pas provoquer. Car même si tout va bien entre nous, l'autre, en d'autres bras, pourrait se trouver mieux…

Jalousie

La jalousie, qui anticipe l'infidélité, ou qui parfois naît d'elle, est encore une défense contre cette différence entre l'autre et moi.

Et l'autre, cette fois, sera l'autre femme si je suis femme, l'autre homme si je suis homme. « Elle » aura toujours quelque chose de plus que moi : plus de cheveux, plus d'accent, plus d'argent, plus de poitrine… Et puis elle aura moins aussi : moins d'esprit, moins de kilos, moins de timidité…

En résumé : elle n'est pas comme moi. Et je ne suis pas comme elle. Et que l'autre la regarde n'alourdit pas forcément mon débit ou mon crédit. Il regarde, c'est tout. Et il apprécie, ou non. Ce qui n'induit pas qu'il n'ait plus envie de moi. Ni qu'il assouvira la convoitise qui peut-être l'a traversé. « Le désir est désir de désir », disait Lacan. Le désir n'est pas désir d'aboutir systématiquement.

La fidélité, peut-être, commence par la levée de cet interdit : l'interdit de regarder un autre que moi. Un amour qui n'a pas besoin d'œillères est plus fiable que celui qui fonctionne les yeux bandés en disant : « Tu es la plus belle ! » Comment le croire, s'il s'empêche de voir les autres ? Un amour ne survit pas longtemps en autarcie. L'amour crée l'isolement, souvent, un isolement doux et rassurant, mais il ne coupe pas d'avec l'extérieur. Et l'extérieur, c'est aussi les autres. D'autres hommes, d'autres femmes…

Une fidélité ne peut concrètement se vivre qu'à la condition, déjà, de ne plus se prémunir contre les éventuelles tentations. Car elles existent, ces tentations. Elles sont brèves, éphémères, elles résonnent dans notre imaginaire. Et de les nier absolument les rend plus efficientes encore. Une menace que l'on affronte, plutôt que de s'en protéger sans savoir exactement ce qu'elle est, se dégonfle souvent en importance.

Ceci n'est pas un encouragement à ce que tous, nous promenant main dans la main avec l'autre, nous nous retournions allégrement sur tout homme ou femme dont la séduction nous interpelle ! Ce n'est pas là une invitation à la frivolité, sans égard pour l'autre. C'est plutôt un avertissement. Car à force de vouloir aimer, de vouloir être aimé(e) comme le seul être contemplé, désiré, pensé même, l'amour suffoquera et perdra sa raison d'être. Car on s'aime l'un l'autre nourris, aussi, des contingences extérieures, d'activités, de passions, d'amis que l'on fréquente, de métiers, de tentations. Un amour est en vie quand il s'inscrit dans la vie.

Une fidélité qui exige de ne lever les yeux que sur l'autre, de ne penser qu'à lui, que par lui, cette fidélité-là plonge l'amour dans le chloroforme.

Il est probable alors que le souffle de vie viendra d'ailleurs…

Division du désir

L'être est divisé. Il est divisé par son désir. Ce qui veut dire que, pour reprendre une expression courante, l'être n'est pas « tout d'une pièce ». Même si l'on se croit tel dans l'affirmation de son caractère – « tout d'une pièce » – un élan, une envie différente viendront à l'occasion ébranler cette structure compacte.

Examinons notre quotidien, faisons la liste de nos « divisions » : nous incarnons un personnage dans notre contexte professionnel, nous sommes un parent pour nos enfants, un voisin familier pour la boulangère, un ami pour untel, un copain pour machin, un amant, un fils de son père… et ces différents personnages ne sont pas des mensonges à nous-même. Ils composent avec leur interlocuteur dans le contexte de l'instant, ils sont tous une part de ce que nous sommes. Mais aucun ne contient entièrement ce qu'ailleurs, en d'autres endroits, nous représentons.

C'est pourquoi se connaître parfaitement est impossible. C'est pourquoi faire le tour de la personnalité de l'autre est utopique. Comment l'autre se comporte-t-il au travail ? Comment mène-t-il ses réunions ? Comment subit-il les directives ? On a tous rêvé d'être la petite souris qui suivrait l'autre dans tous ces contextes où l'on n'est pas…

Nous connaissons plusieurs de nos facettes, mais il nous reste toujours à nous découvrir dans des circonstances nouvelles, face à des interlocuteurs inattendus. Et nous avons toujours à découvrir l'autre, que l'on imaginait réagir ainsi à telle situation et qui réagira tout autrement, qui nous étonnera même, qui nous épatera peut-être. Et c'est bien…

C'est en ces divisions de nous-mêmes – qui je le répète ne sont pas des mensonges mais bien la réalité de nos multiples facettes – que circule le désir.

L'infidélité dans la fidélité

C'est de cette division – quand on ne cherche pas désespérément à la colmater – que nous sommes curieux, désirants, gourmands. Et c'est une division qui ne va pas dans le sens de l'éparpillement. Car l'éparpillement serait de vouloir prendre dans le même temps toutes les directions de nous-mêmes, et de n'aller nulle part. Le désir, lui, choisit une route, et s'y promène.

Le pari du couple

L'amour est une sublime division. Et l'armure qui se lézarde lorsqu'il déboule en est la métaphore. C'est, quand on aime, se découvrir un autre personnage, balbutiant, anxieux, maladroit, très volontaire, joyeux ou torturé. Et c'est décider d'une direction : celle de l'autre, celle de son attirance pour l'autre. Sans que ces élans de moi-même, qui aiment l'autre sexe dans son ensemble, n'en soient coupés net. Sauf que d'avoir choisi ma route, je traverserai ces attirances sans pour autant m'y arrêter, sans forcément changer de direction.

Il n'y a pas, chez l'humain, de monogamie fondamentale. Rien dans son corps, dans son imaginaire ou son inconscient ne s'inscrit comme obligé, comme normal de n'aimer qu'un être à la fois, de n'avoir qu'un amour dans la vie. Simplement, la société l'a posé comme postulat, le droit et certaines religions comme une obligation, et nous avons assimilé ces directives comme allant de soi.

Or cela ne va pas de soi du tout. Et la division se ressent aussi dans la capacité d'aimer ici et ailleurs. Sans que cet ailleurs soit contre cet ici, ou à cause de lui : on aime ses enfants différemment de son conjoint, on aime son métier d'une autre façon que le bon vin. L'amour a tellement de déclinaisons possibles et simultanées que l'on peut aussi aimer plusieurs autres, pourquoi pas ? Et si la « gestion » n'en est pas des plus faciles, cette éventualité, en tout cas, n'est pas « contre nature ».

Mais puisque nous aimons l'autre et qu'il nous aime, puisque c'est avec lui que je vis ma vie, puis-je espérer – car nous avons décidé de relever ce pari de la monogamie – un parcours sans trahison, un amour qui ne s'égaillera pas en diversions ? Puis-je compter sur sa fidélité ? Sur la mienne ? Est-ce totalement cinglé de se la promettre ?

C'est peut-être cinglé, mais ce n'est pas fou. Et ce n'est pas impossible. À condition d'admettre cette division fondamentale. À condition d'admettre que l'autre n'est pas tout un, qu'il n'est pas « d'une pièce », mais qu'il est plein d'autres. C'est alors à l'intérieur de la relation, avec le même être, que pourra s'épanouir et se vivre la fameuse « envie d'aller voir ailleurs ». Puisque l'autre est plein d'ailleurs à lui tout seul. Et que j'en ai autant à lui proposer.

L'ennui du couple : une fausse fatalité

Il est une idée qui, dans sa pratique, légitime à tort l'infidélité.

Une idée dont il faut absolument se débarrasser : c'est l'idée que chez soi, au bout d'un certain temps, il est fatal et inévitable que l'ennui s'installe. Et que le plaisir, que l'envie est alors à l'extérieur.

C'est l'idée qu'à force de bien se connaître, le désir s'émousse. Qu'il n'y a plus d'esprit de conquête, plus de piment du risque.

C'est vrai que le quotidien est le rabat-joie du désir. C'est vrai que la routine comme une ombre nous menace. C'est vrai que les habitudes au bout d'un certain temps nous régissent, et qu'à ne pas y prendre garde notre vie s'en trouve balisée, que l'impromptu n'a plus d'espace pour s'exprimer. Mais il n'est pas obligé qu'il en soit ainsi. C'est une position de paresse que celle de dire : je l'aime, mais je n'ai plus de surprise. Alors je vais la chercher en dehors de lui. Pour, dans le meilleur des cas, mieux lui revenir.

La surprise est aussi en l'autre. Et il est paradoxalement moins audacieux de la glaner ailleurs que de s'y risquer auprès de cet autre que, finalement, il est commode de prétendre connaître.

La sexualité d'un couple, comme le couple, s'invente sans cesse. Et le désir s'attise, varie, évolue au fil des jours. Penser qu'au bout d'un temps plus ou moins long l'aventure n'est plus ici, c'est refuser la division de l'autre.

Car s'il est des aspects de l'autre que je connais, il en est d'autres encore à « démasquer ». Les salacités que je ne lui imagine pas, à cet autre que le temps passant je crois si sage, peut-être que si je les ose avec lui, je vais le découvrir – cet autre – réceptif, et étonnant.

Mais cet étonnement m'effraie. Que l'autre soit à la place que je lui assigne, qu'il n'ait pas d'autres désirs que ceux que je lui sais, que ma division s'exalte ailleurs, voilà qui m'arrangerait : je suis en mouvement, l'autre ne l'est pas. Je suis sûr(e) de le trouver toujours à sa place. Et si je peux me partager, je refuse à l'autre cette éventualité.

Je m'épargnerai la peine – et la peur – de trouver en lui ce que je cherche ailleurs.

Cette infidélité-là est critiquable. Elle est à dénoncer. C'est dans celle-ci que s'engouffrent les lieux communs des hommes volages et des femmes qui aiment avec leur cœur. L'homme se divise de corps et d'esprit, il aime d'un côté avec son sexe et de l'autre avec son âme, ce que la femme, elle, soi-disant ne peut pas. La division, du côté de l'homme, en ce cas est trop « parfaite » : elle ne laisse pas de place à la surprise. Et la division de la femme, elle, est réfutée : elle est épouse et mère, ce qui va de pair. Elle ne peut pas – en plus – être maîtresse...

Si, elle le peut ! Elle l'est déjà. Et admettre sa polygamie fondamentale – qu'il s'agisse de moi ou de l'autre – c'est se permettre de la vivre avec une même personne, avec cet autre si différent d'une situation à l'autre. Cela pourrait s'appeler la fidélité à son infidélité. C'est se risquer à être plus et au-delà de ce que nous croyons être l'autre et moi. C'est remettre en balance son image auprès de l'autre, et qu'il ait le même courage.

Car c'est auprès des personnes qui nous sont les plus proches que, le temps passant, nous osons de moins en moins faire montre de nos désirs. Installés comme nous le sommes dans la relation et dans son lot de projections de l'un sur l'autre, son lot de certitudes, nous avancer autrement, avec un désir différent, c'est risquer la réprobation de l'autre, et peut-être son refus. Et dans cette frilosité qui s'installe, nous nous égarons à rêver nos fantasmes en d'autres bras qui de nous-mêmes n'en connaissent pas tant, avec qui notre image, puisqu'ils n'en ont pas vraiment, ne sera pas mise à mal.

Il faut beaucoup de courage pour déloger l'autre de l'idée qu'il a de moi, et pour le découvrir, et décider de le séduire encore, parce que rien n'est jamais acquis, et que tous les paradis n'ont pas été explorés ensemble. Risquer d'autres désirs, d'autres conquêtes entre l'autre et moi est plus audacieux que de se défouler à l'extérieur pour ensuite rentrer sagement chez soi, et ne rien changer au cadre dans lequel notre couple et son désir se sont installés.

L'autre est plein d'autres, je suis plein de « moi » différents. À l'autre et moi d'oser, de risquer notre infidélité à des images entre nous déjà figées.

L'argument de l'infidélité posée comme inévitable n'est pas valable. C'est une notion paresseuse qui fige un rapport entre l'autre et moi d'où le désir est absent, ou bien casé quelque part en un coin d'où il ne bouge pas.

Quant au fait de vivre, en dehors de l'autre et moi, d'autres amours, des aventures…

L'amour hors les murs

Ces expériences sont singulières, particulières. Aucun principe ne peut juger de telle ou telle attitude.

Une fois dégommée l'idée que l'homme est coureur de jupons et que la femme – qui elle ne pense pas qu'à « ça » – devra s'y résigner, une fois dégommée l'idée qu'un couple forcément s'ennuie au bout d'un temps et que l'adultère est dans l'ordre des événements, tous les possibles se rencontrent. Ce que l'on assurait ne jamais faire peut se produire un jour. Une expérience ailleurs peut, en cette division du sujet, pour un homme comme pour une femme, n'être en aucun rapport avec l'autre et moi, mais se vivre comme une rencontre inattendue, et réjouissante en son vécu. Il est des couples que d'autres aventures n'ont pas « entamés », dont la complicité ne s'est pas altérée. D'autres dont la moindre incartade briserait à jamais la confiance en soi, et en l'autre. Il est des autorisations que l'on se donne et que l'on ne pratique pas…

Si l'on exclut cet alibi d'une infidélité inscrite dans le biorythme d'un couple, il appartient alors à chacun de définir les modalités de sa propre fidélité. Et comme la liberté, de la réajuster sans cesse, de ne jamais la penser acquise. La fidélité à l'autre, ou que j'espère de l'autre, aura changé de contours entre mes vingt ans et mes cinquante ans. Mais elle n'est tenable, elle ne se partage qu'en s'élaborant entre l'autre et moi, ensemble, et sans qu'elle soit un couvercle à notre désir. Désir sans lequel notre couple n'est plus qu'une façade.

Il est des fidélités jurées, et tenues, qui seront des tromperies de toute une vie : celui qui, pendant des années, fera l'amour à l'autre en rêvant d'un ancien amour platonique qui ne s'est jamais concrétisé, celui-là – si son corps respecte la consigne – est certainement plus intimement et plus cruellement infidèle qu'il n'y paraît. Les apparences sont sauves, mais le mensonge omniprésent.

La fidélité ne tient qu'en étant un nouage borroméen de corps, d'esprit et d'inconscient. Un nouage au sein duquel les tentations du désir et les impératifs du devoir pourront s'articuler autrement qu'en une frustration permanente, ou une culpabilité qui me ronge. Dégagé(e) des généralités, je nouerai avec l'autre une fidélité qui sera notre création. Pas toujours à l'abri des échecs, mais plus solide que celle que le « bon sens » me serine.

Il n'y a pas de bon sens. Un sens n'est bon que d'être le sens qui est le mien, que d'être celui que l'autre et moi choisissons.

La vie « incidente » : le travail, la famille

En cette époque où la vie est dite « active » pour les femmes comme pour les hommes, l'autre et moi sommes deux destins qui se rencontrent, des ambitions et des réalisations différentes qui se croisent. Et des professions qui peut-être se rejoignent, se ressemblent, ou s'exercent en des sphères sans rapport aucun.

Le travail

La dimension professionnelle de notre vie ne peut être rangée dans un tiroir d'où nous la sortons le matin, et où nous la remettons le soir. Notre vie professionnelle et les désirs qu'elle nourrit ne sont pas une anecdote de notre vie. Ils en sont une division essentielle.

Inconscient et vie professionnelle

Pas plus que nos amours, notre vie professionnelle ne peut occuper une place fixe, bien ordonnée, une sorte de permanence assurée autour de laquelle mes sentiments vont et viennent. Le travail lui-même est devenu mobile, quelquefois précaire. L'adaptabilité est un mot aujourd'hui bienvenu dans les entretiens d'embauche. Une profession choisie au sortir des études peut conduire à des dérivés inimaginables. Les vocations sont rares, au sens où un métier initialement choisi – dans lequel de surcroît on s'épanouit – sera celui de toute une existence. Comme la vie amoureuse, la vie professionnelle met à bas les certitudes, elle offre des choix – quelquefois angoissants – elle a ses faux pas et ses demi-tours, elle rectifie ses stratégies, elle réoriente ses objectifs. Et même si un métier paraît stable, comme certains postes de la fonction publique, on sera tout de même confronté à une utilisation de plus en plus poussée de l'informatique, et donc à une façon différente de travailler, à une appréhension de sa fonction autre que ce qu'on en imaginait, à des collègues, des supérieurs à supporter…

Là aussi ça bouge. Et sur ce terrain professionnel mon inconscient n'est pas relégué sur la touche. Car mon inconscient est partout, tout le temps, toujours en mouvement. Comme l'exprime Lacan dans *Les Écrits* : *« L'expérience psychanalytique n'est pas autre chose que d'établir que l'inconscient ne laisse aucune de nos actions hors de son champ. »*

Le domaine professionnel ne peut donc être cantonné à des principes desquels il ne dérogerait pas, que ma pensée maîtriserait tout à fait. Si la relation entre l'autre et moi est le lieu des confusions, le défoulement d'angoisses refoulées, l'expression de mon narcissisme infantile, mon rapport au travail sera parfois un joyeux mélange entre fantasme, imaginaire et réalité.

Il n'est qu'à réfléchir aux relations passionnelles que nous entretenons avec notre hiérarchie, avec nos collègues. Des liens affectifs et familiaux se rejouent souvent dans l'inconscient, sur ce terrain où pourtant ils n'ont rien à faire.

Bien sûr, quand nous en sommes les sujets, nous n'interprétons pas comme tels nos soucis professionnels. Nous n'avons pas conscience de cette reconnaissance que nous réclamons sans cesse à l'autre, le chef, comme un écho au grand Autre de l'inconscient. Je ne relativise pas la jalousie dans laquelle ferraillent mes relations avec ma collègue, au poste prétendument équivalent. Sauf que j'estime que j'en fais plus, que je vaux plus, et que mon sérieux et ma compétence ne sont pas récompensés à leur valeur ! Cela ressemble tellement aux guerres de nos fratries, où les aînés toujours écrasent, où les cadets sont chouchoutés. Toujours au détriment de soi…

Ces quelques clichés de nos confusions inconscientes illustrent l'impossible relégation de notre vie professionnelle en un chapitre claquemuré et bien ordonné de notre vie. On ne peut la ranger sur un segment d'une ligne droite qui figurerait notre existence et la répartirait en « secteurs » :

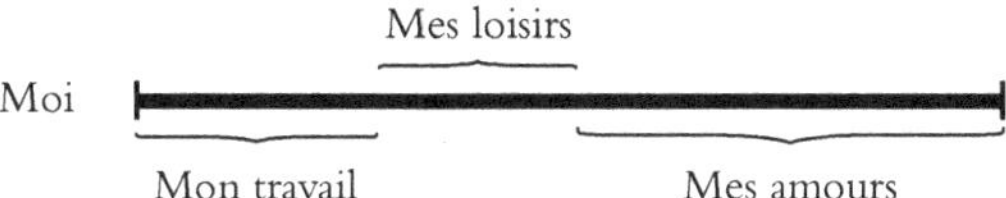

Nos différentes activités sont nouées entre elles. Elles ne sont pas découpées en tranches, ordonnées, que nous aborderions l'une après l'autre.

La division qui me constitue, et son articulation, peut s'illustrer ainsi :

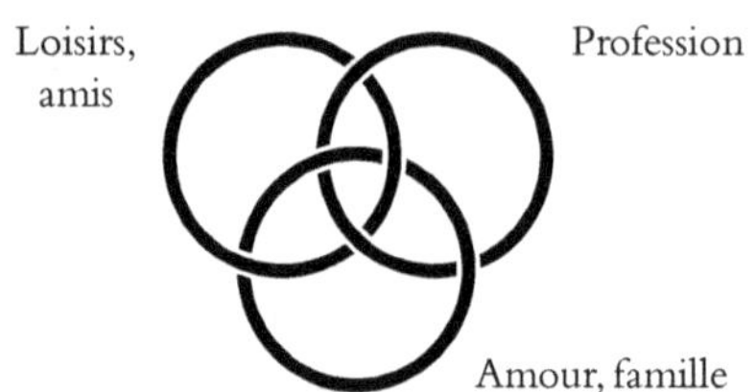

Les trois ronds, indépendants les uns des autres et pourtant tenus ensemble, les trois ronds s'articulent, se croisent, se tiraillent.

Si j'intègre cet aspect professionnel de nous-même dans le borroméen, c'est pour écarter – encore – les bonnes recettes qui devraient nous en assurer la gestion, et par là sécuriser notre couple. Ces bonnes recettes que nous adoptons comme des vérités acquises, et dont la mise en acte est pourtant si chaotique.

Concilier couple et travail : des « recettes » à oublier

On dit, par exemple, qu'il faut absolument séparer la vie professionnelle de la vie privée. Ou à l'inverse qu'un métier très absorbant légitime que l'on transporte chez soi des soucis et une indisponibilité contre lesquels l'autre ne peut pas lutter, qu'il doit s'efforcer de comprendre.

Freud, que l'on questionnait sur l'utilité de la psychanalyse, cette discipline qui ne s'occupe « que » de l'inconscient, répondait que l'analyse servait à aimer et à travailler. Travailler n'étant pas à prendre au sens « patriotique » du terme, comme une obligation pour chacun de faire son devoir, mais au sens où c'est ce qui nous constitue, ce qui nous fait agir et nous préoccupe, au-delà de la raison sociale. Et cela englobe notre rapport à l'argent, comme un écho de notre économie névrotique, notre rapport à la jouissance, ce que j'en fais ou n'en fais pas, notre rapport à l'autre, et au grand Autre avec un très grand A qui nous effraie, notre rapport au désir, en quoi il agit ou est refoulé. Le terme de travail dépasse même celui de profession. C'est ce qui nous occupe, nous active. La phobie du rangement chez une femme au foyer, par exemple, est un travail qui en dira long sur son activité psychique.

Voilà donc ce que nous faisons : nous aimons et nous travaillons. Et le travail ne peut être relégué en un domaine duquel il ne bougerait pas.

Comme nos amours, le travail est le lieu de nos passions, de nos frustrations, de nos fantasmes, de nos ennuis. Il n'est pas un acteur anodin de ma relation à l'autre. Il ne peut se résumer à des « y a qu'à, faut que » qui résoudraient toutes les situations. S'aimer, c'est aussi nouer deux destinées qui, sur le plan professionnel, ne courent pas aux mêmes rythmes, ne poursuivent pas les mêmes buts. Exiger de la femme, par exemple, qu'elle supporte l'hermétisme de son homme parce que – lui – travaille, est aujourd'hui désuet. Se draper, en qualité de femme, dans la complainte actuelle du : « C'est moi qui fais tout, moi aussi je travaille et en plus je dois m'occuper des courses, du ménage… », même si cela est vrai, ne sert pas à grand-chose.

Ces situations-là, si fréquentes, se sont faites à deux. À ne pas faire le tri entre son désir et son « devoir », on s'enferme dans ces schémas insupportables où – par exemple – je vais incarner cette femme suractivée (et souvent frustrée) des années contemporaines.

Le travail aussi pose la question du désir

Car c'est un choix qui se glisse en ses modalités, et son organisation. Travailler pose une question qui, si elle est répandue, est néanmoins angoissante : qu'est-ce que je veux faire ? Est-ce que j'aime ce que je fais ?

À ces interrogations, on n'associe généralement pas le terme de désir, surtout dans le domaine professionnel. C'est pourtant bien de lui dont il s'agit, au sens plein et inconscient du terme.

Tout travail a son lot de labeur, de tâches fastidieuses. Qui ne déborderont pas de leur « juste mesure » si le désir agit. Car si un travail est fait à contresens de son désir, ces tâches seront d'un poids démesuré. Et ce qui pourrait être facile, ou vite exécuté, sera plombé de cette contrainte au devoir – devoir de travailler – que ne soutient aucun désir inconscient.

Être porté par le désir, au niveau professionnel, ce n'est pas, de façon puérile, faire ce qui me plaît, comme je le veux, sans aucune contrainte. Cela bien sûr est un fantasme, un mirage sans réalité. Être porté par le désir c'est assumer, aussi, son lot d'obligations. Mais qui ne sera pas lesté d'une lourdeur de vivre que la tâche en question ne justifie pas.

Il n'y a pas d'échelle de valeur dans la gamme des métiers. Il n'y a pas de métiers plus « désirants » que d'autres. Du manutentionnaire au chef d'État, en passant par le mannequin et le fromager, le désir se signalera en apportant la réussite, quels que soient les obstacles. Une réussite qui sera propre à chacun : elle se comptera en euros pour certains, en qualité de vie pour d'autres. Et surtout en plaisir pour tous.

Rien ne signale mieux un désir absent – et inconscient – de ce que je fais, que cette fatigue qui, fidèle compagne, berce mon quotidien. Les épuisements d'un trop-plein d'activité se récupèrent : une bonne nuit, quelques vacances et c'est reparti. Car le désir est une source formidable d'énergie. Mais cette fatigue traînée du matin au soir, cette fatigue que l'on met sur le compte de la saison, du froid, des horaires qui ont changé (on a oublié qu'on était déjà fatigué, avant), dénonce une lutte intestine, un conflit entre le désir refoulé et le Surmoi qui le somme de se taire d'un : « On ne fait pas ce qu'on veut dans la vie ! » Petite phrase assassine qui a bercé nombre d'enfances, et derrière laquelle le désir s'est barricadé.

Dans l'inconscient, on peut faire ce qu'on veut. Ce qui donne les moyens, dans la réalité, de composer avec les codes, les marchés, les offres et les demandes. Le désir, lorsqu'il agit dans l'inconscient, trouve toujours un chemin par où passer et s'exprimer.

C'est le cas, par exemple, de ces comédiens qui avaient renoncé à leur rêve de réussite, et à ce métier, et que l'on est venu chercher dans la rue, ou dont l'ultime casting s'est révélé le déclic d'une magnifique carrière. Inconsciemment le désir était bel et bien agissant, et la soi-disant « chance » pouvait pointer son nez. Des comédiens qui, par contre, ont consciemment choisi de l'être mais que ne soutenait pas un désir inconscient, ceux-là seront dans un état d'insatisfaction et de mal-être permanent. Et même s'ils réussissent – au sens d'une notoriété – comme ils n'obéissent pas à leur désir inconscient, ils seront incapables de jouir de leur succès. La mélancolie ou l'anxiété sera leur compagne de chaque instant.

Le désir inconscient ne se pense pas. Il ne s'explique pas. Il agit. Il va plus vite que la réflexion, il est plus efficace qu'elle. C'est le fameux : « Je ne cherche pas, je trouve » de Picasso, dont la production démontre qu'il ne tergiversait pas pour affronter la toile et empoigner ses pinceaux. Ce désir s'appelle aussi « la chance », en ce qu'elle nous met en face des bonnes rencontres, au bon moment. Parce que notre désir inconscient, justement, a su provoquer et saisir ces opportunités.

Le désir est partout, il ne se cantonne pas à notre vie amoureuse. Ses conséquences charnelles n'en sont qu'une expression, une parmi tant d'autres. Des expressions qui dans le travail ne manquent pas.

La réussite, guidée par le désir, est une création personnelle. Elle n'est pas cette réussite obligée que vantent les magazines, ou qu'exige le regard des autres, et que l'on s'impose à contre-courant de soi.

Ne pas sacrifier sa vie professionnelle

Assumer mon désir – car il demande à l'être, assumé, il demande d'abord à se frayer une voie entre ce qu'on en dit et ce que je veux, entre les freins et les réticences, les lieux communs qui bordent mon entrée dans la vie – assumer mon désir c'est lui donner les moyens de passer à l'acte et, porté par lui, de réussir. Une réussite en terme de jouissance. C'est aussi permettre à l'autre son propre désir, un désir forcément différent de mon désir, c'est lui permettre des choix qui me sont étrangers, un investissement qui n'est pas le mien. C'est se tolérer l'un l'autre en nos décisions, nos priorités, et de là nous entendre dans le quotidien.

Nous traînons cette culpabilité, pas si latente, que le désir est contre l'autre. Que ma satisfaction se prend contre lui, toujours au sacrifice de quelque chose. Que faire ce que l'on a envie de faire est mal. S'épanouir dans sa vie professionnelle induit l'idée – malgré soi – d'un prix à payer. Une femme qui travaille beaucoup – parce qu'elle le veut – sera considérée comme ne remplissant pas son rôle de mère (l'accusation est plus lourde chez elle que chez les hommes, que l'on a rangés, avec mépris, dans la catégorie des « absents »). Sauf que, d'être une femme désirante, elle n'étouffera peut-être pas ses enfants d'un amour absolu, qui prendrait le relais de sa frustration de n'avoir pas été au bout de ce qu'elle aimait. Amour absolu où le désir propre des enfants ne trouverait pas d'espace à s'exercer librement.

C'est aussi ce qui se passe dans la relation entre l'autre et moi. Si, à celui que j'aime, je sacrifie ce qui me passionne, la note en sera lourde. Forcément. Si je muselle mon désir pour m'engouffrer dans la demande de l'autre, comment pourrais-je tolérer à l'autre un désir dont je serais exclue ? Je ne parle pas du dévouement de certaines épouses – c'est le cas le plus fréquent – à la carrière de leur mari. Car si ce dévouement participe d'un désir, d'un désir noué de corps, d'esprit et d'inconscient, il sera terriblement efficace – et les exemples de grands hommes « dopés » par leur compagne ne manquent pas – et il sera épanouissant pour elles. Si en revanche le nouage n'est pas borroméen, ce sera à terme le terrain d'acrimonies du genre : « Après tout ce que j'ai fait pour toi, tu ne m'as jamais récompensée. Je t'ai tout donné, et pour quoi ? »

Le don n'est valable que si on le veut, pour soi d'abord, et s'il est désiré et accepté par l'autre. Le « don », alors, est un partage, une relation où le désir de chacun trouve son content.

La place faite au travail

La place faite au travail, dans un couple, ne peut être considérée indépendamment de l'autre et moi. Il est illusoire de dire : « Il y a nous, le reste ne compte pas. » Car si dans ce « reste » je ne me plais pas, je n'y soulagerai pas la tension de mon désir. Et le couple risque de devenir l'échappatoire où malgré moi se défouleront mes frustrations, où se déversera mon angoisse de n'être pas où j'ai envie d'être, de ne pas faire ce que je voudrais faire.

L'autre et moi ne peut être le lieu d'aucune compensation. Car il est des phrases anodines dont les conséquences sont terrifiantes : « Heureusement que je t'ai, toi, car le reste… » Bien sûr que l'autre est un soutien. Mais si l'autre est tout ce qui me tient, ce n'est plus échange et dialogue qu'il y a entre nous, mais seulement dépendance. De cette façon :

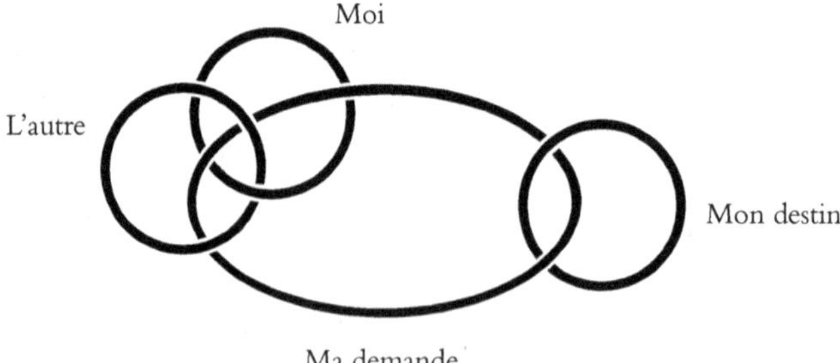

Le quatrième rond, qui noue mon destin à l'autre et moi, sera cette demande permanente, cette affection vaguement menaçante : « Heureusement que je t'ai… »

Ce « destin » inclut mon devenir, tel que je le projette, tel qu'ici j'en incombe à l'autre la responsabilité, puisque cet autre est « tout ce que j'ai ». Aucun désir n'œuvre ici pour notre couple. Il est refoulé, il jaillira ailleurs, il mettra en péril cette structure précaire. Le désir se signalera par cette fatigue, cette énergie qui, de ne pas avoir d'issue, se retourne contre moi.

La compensation agit aussi dans l'autre sens : défouler sur sa vie professionnelle ce qui, dans mes amours, ne me satisfait pas, même si cela produit des gens qui travaillent tard, ne garantit d'aucun succès. Les performances ne seront pas forcément à la hauteur des horaires.

Ou encore, s'investir professionnellement en disant à l'autre « c'est pour toi que je le fais », c'est installer un quiproquo duquel il sera difficile de se dépêtrer. « C'est pour toi que je le fais… » Certes, mais si je n'ai rien demandé ? Est-ce que tu sais seulement si j'ai envie de ce que tu fais pour moi ? Ce prétexte n'est pas défendable.

Toute passion est « vivable » dans la mesure où elle est vécue pour soi, et assumée comme telle. Il n'est pas d'argument plus vrai et plus efficace que : « Je le fais parce que c'est ce que j'aime. » Cet argument ne rompt pas le dialogue, il cohabite avec : « Toi aussi, je t'aime. Et qu'est-ce que tu veux, toi ? Qu'est-ce qui te plaît ? »

Si l'autre est lui aussi animé par son désir, s'il n'est pas soumis à « on ne fait pas ce qu'on veut dans la vie », son vouloir ne sera pas une exigence d'enfant perdu. Il pourra réclamer à l'autre – éventuellement – plus de temps, parce qu'il aimerait le passer à faire ceci ou cela, ensemble. L'autre pourra entendre, transiger, accorder. À condition que la proposition ne soit pas pour combler un manque plus loin que leur amour, un manque auquel l'autre n'a pas de remède possible. Un manque de désir.

Vivre son désir

Répétons-le : vivre son désir dans sa vie professionnelle n'est pas réservé à une élite d'argent ou de métier. Il est des professions dont la routine satisfait pleinement celui qui le fait, et dont le peu d'investissement permet de se consacrer en toute liberté à d'autres passions, comme la pêche ou la généalogie.

Il n'y a pas de fatalité à ce que, de beaucoup travailler, le couple périclite. Il n'y a danger qu'à compenser dans un domaine – le couple – la frustration inhérente au travail. Et vice versa : se soustraire aux insatisfactions du couple en s'engouffrant dans le travail n'a jamais « récupéré » la relation.

C'est toujours la question du désir qui se pose, et le travail n'échappe pas à cet impératif : ce que je vis, est-ce que j'ai envie de le vivre ? Et non pas : est-ce qu'il faut le vivre ?

On est efficace, et dans sa vie professionnelle, et dans sa vie privée, en étant gourmand de tous leurs aspects, en ne pensant pas l'une au détriment de l'autre. La réalité ensuite imposera des aménagements, qui ne seront pas des déchirements. La division du sujet s'exprime là, en notre capacité à assumer et à incarner ces rôles différents, ceux du professionnel et de l'aimant. Des rôles qui, portés par le désir, s'alimenteront l'un l'autre, se porteront, se soutiendront, se distingueront aussi.

Mais le désir effraie. Et pas seulement sur le plan sexuel. Il effraie aussi dans le domaine professionnel. On croit – malgré soi – plus sûr et plus confortable de s'engouffrer dans une voie déjà tracée par les études que l'on a faites, les compétences qu'on nous assigne, les héritages familiaux qu'il suffit de suivre.

Le désir, dans tous les domaines de sa vie, son désir, que nul autre que soi n'édicte, est le seul véritable « liant » d'un couple. À condition que l'autre et moi soyons chacun agis par lui. Nos désirs se noueront en une volonté commune, à laquelle rien n'est inconsciemment sacrifié, d'être ensemble, de durer. Et grâce à cette volonté tous les paramètres, tels que le travail, mais aussi la famille, la vie sociale, s'articuleront au gré de nos désirs à l'autre et moi.

Et si nos désirs se frictionnent, la structure du borroméen, puisqu'elle est mobile et dynamique, s'adaptera.

Il n'y a pas de recette prête à l'emploi du « comment concilier ma vie et mon travail ». Il n'y a qu'une réponse : en étant, dans tous les domaines de sa vie, guidé(e) par son désir. En rencontrant en face, chez l'autre, un désir qui lui est propre.

À partir de là, tout est possible. Car le désir, dont l'amour est l'expression la plus signifiante, soulève véritablement des montagnes d'obstacles.

La famille

Nous ne nous consacrerons pas ici, de façon détaillée, à la famille, à ses bouleversements lorsque l'enfant paraît, lorsque de deux je deviens trois. Parcourons-en, cependant, quelques aspects.

Cette structure familiale, bien sûr, s'inscrit dans le nœud borroméen :

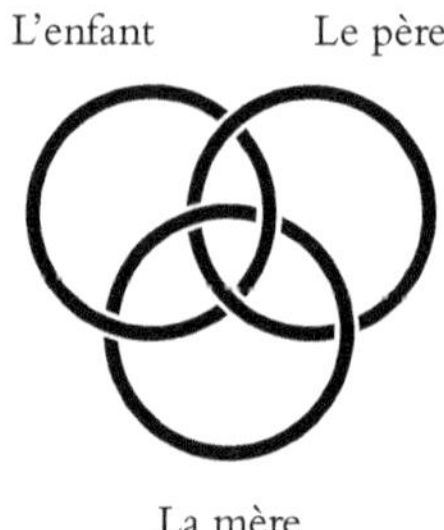

Il y a, entre le père, la mère et l'enfant, un nouage indéniable, un nouage dans lequel aucun des membres n'est dépendant – au sens des ronds accrochés – l'un de l'autre. Ceci quand la famille se porte bien, quand le désir de chacun y trouve à s'exprimer.

Car la famille, souvent, est un écheveau inextricablement emmêlé – un nouage qui n'est pas borroméen – et duquel, en tant qu'individu, je peine à m'extirper.

Se dégager des légendes familiales

Nous n'explorerons pas les croisements, les confusions, les éventuelles dépendances de ces nœuds. Mais faisons un tour du côté des « légendes » qui concernent la famille. Elles ont aussi leur incidence sur le couple.

La famille, avant celle que l'on se crée à deux – l'autre et moi –, ce sont les parents, les frères et sœurs, et les oncles, les tantes, les cousins… autant de branches rattachées à ces deux troncs : mon père et ma mère.

Ces racines essentielles – le père et la mère – sont, dans l'inconscient, les figures du Surmoi qui détiennent le savoir, ces figures auxquelles je suis soumis.

Et je dois, dans l'inconscient, m'en débarrasser.

Affirmer son autonomie, ce n'est pas forcément, dans la réalité, se cogner à ses ancêtres, leur reprocher les maux que l'on supporte, leur incomber tous les échecs que l'on subit. Ils en sont rarement consciemment responsables, ils ont fait comme ils ont pu, traînant eux-mêmes un bagage déjà chargé, et dont ils ont partagé la pesanteur inconsciente avec leur progéniture.

S'approprier sa vie, c'est couper le lien d'avec cette joyeuse ribambelle d'angoisses, de non-dits qui, de génération en génération, se transmettent à notre insu. Ce n'est pas se retourner contre sa famille, celle qui nous a précédés, en l'accusant de nous avoir ainsi faits. Eux aussi, les parents, sont issus d'une fabrication. Une fabrication qui n'avait pas davantage le contrôle de sa transmission, et de tous ses ingrédients.

Pour rencontrer l'autre – au sens puissant de ce mot – c'est de ce passif héréditaire qu'il faut se dégager.

Car les amours en leurs scénarios se répètent d'une génération sur l'autre, et particulièrement quand elles ont échoué (la réussite, en général, est une création personnelle qui ne se copie pas). C'est de cette répétition inconsciente qu'il faut s'extirper, c'est avec elle qu'il faut rompre. Pour, l'autre et moi, ne pas charger de pièges et de superflus le navire sur lequel nous venons à peine d'embarquer.

Partir à l'autre bout du monde et fuir des géniteurs encombrants, si dans l'inconscient le ménage n'est pas fait, ne sert à rien. L'angoisse ne laisse pas le voyageur partir sans elle.

De même qu'affronter ses parents pour légitimer sa vie, son choix d'aimer, clamer sa différence, c'est souvent se cogner à eux pour inconsciemment ne pas les quitter.

C'est de ces liens, comme de la glu, dont je dois saisir l'emprise et l'influence en ma vie. C'est de ces liens dont il faut que je me débarrasse. Des liens qui me ligotent aux parents imaginaires, ceux que ma vision d'enfant et les premiers refoulements de ma vie ont transformés en figures inconscientes et omniprésentes.

De cette rupture avec les schémas inconscients de la famille, le rapport avec les parents dans la réalité peut alors s'aérer, et s'aménager. Je peux les aborder, ou décider de m'en éloigner.

Créer de vraies relations familiales

Débarrassé de ces mythes, je peux espérer – si nos rapports et nos caractères le permettent – nouer avec mes « vrais » parents des liens qui n'entraveront pas ceux de ma relation avec l'autre. Sorti de cette mainmise inconsciente, je peux, sans confusion infantile, dialoguer avec eux, ou décider à l'occasion de les écarter de mon intimité. Sans que cela soit un refoulement qui, tôt ou tard et contre moi, se défoulera quelque part.

Il est bon – évidemment – d'avoir des parents. Il est encore meilleur d'avoir avec eux des relations d'écoute, de respect, d'estime réciproque. C'est un soutien indéniable – quand il existe – pour toute vie d'adulte. Mais l'inconscient, lui, doit se débarrasser des parents imaginaires, il doit les tuer et en faire le deuil. L'inconscient ne doit pas s'embarrasser de modèles, de référents. C'est à cette condition que, dans la réalité, des influences librement consenties prendront toute leur portée, et feront valoir leurs bénéfices.

Quant aux enfants, tant mieux s'ils sont épargnés par ce passif qui est le mien, et dont je me sépare.

Couper d'avec ses antécédents inconscients, décider de s'approprier sa propre vie, de s'en reconnaître la responsabilité, décider d'aller au-devant de son plaisir, c'est permettre à son enfant d'exister. C'est lui permettre d'être davantage qu'une compensation qui apaiserait nos manques indicibles.

Si, au-delà d'être le fruit d'un passé, j'existe comme sujet, et si l'autre existe comme être autonome et désirant, notre enfant à l'autre et moi aura une place. Il aura sa place.

Une place où je ne suis pas, et l'autre non plus. L'enfant n'aura pas à charge de colmater nos doutes, de rassurer nos identités sexuelles et nos attributions de père et de mère, de légitimer nos actes, de donner un sens à notre vie. Autant de fonctions qui l'empêchent de créer sa propre voie, à lui l'enfant, puisque le flot de nos demandes l'obstrue d'avance.

Si l'amour pour son enfant est peut-être le plus absolu, il n'est pas tous les amours. Il ne les contient pas tous. L'enfant n'est pas tout, simplement.

C'est contre cet écueil – cet écueil du « tout » – qu'il s'agit de ne pas échouer lorsque naît l'enfant. Car l'enfant se proposera d'emblée comme tel. Il se réclamera de ce « tout ». Il veut être tout pour sa mère, tout pour son père. En son narcissisme infantile – et structurant pour l'adulte qu'il deviendra – il exige que le monde, dont il se croit le centre, s'agite autour de lui. Qu'il en soit l'axe principal.

Cette position, dans certaines civilisations, est concrètement confortée dans la petite enfance. Au Japon par exemple. Elle reflète une vérité de l'inconscient de l'enfant, de l'enfant que tout adulte a été.

Le danger du « tout » de l'enfant, si l'on y répond inconsciemment, c'est qu'il ne laisse guère de place à l'autre et moi. Entre l'enfant, l'autre et moi, la relation ne s'articulera plus à trois, mais à deux : lui et nous. Un nous d'où toute dynamique aura disparu, un nous où le désir n'agira plus.

Quand le cercle de famille s'agrandit

Si la relation à deux n'occulte pas le désir de chacun, si elle est libre et créative, l'arrivée de l'enfant ne sera pas vécue comme une conclusion. Une conclusion comme une couette sous laquelle je m'engouffrerais et m'assoupirais.

Car c'est de considérer la venue de l'enfant comme un aboutissement – une fixité – qui met à mal la relation entre l'autre et moi.

Un équilibre à retrouver

Si à l'arrivée de l'enfant notre équilibre se trouve perturbé, il n'en est pas pour autant tétanisé. Un autre « tempo » va se trouver. À condition que l'autre et moi, et l'enfant, ne soyons installés sur aucun acquis. À condition qu'en cet équilibre, chacun – père, mère, enfant – y trouve son compte de satisfaction. Cette « intrusion » sera alors vécue comme la continuation du mouvement, comme un nouveau dynamisme qui bouleverse une nouvelle fois le rythme de notre relation. Ce rythme qui n'en finit pas de changer.

Aucun aménagement n'est décidément possible si l'on se planque derrière les : « C'est normal, avec un enfant, les relations changent, on est moins disponible, on est plus fatigué, on a moins envie… », qui sont autant de conclusions et de déductions prêtes à l'emploi, autant de couvercles sur ce que l'autre et moi voulons que notre vie soit, avec l'enfant.

Bien sûr que les relations changent, mais il n'y a aucune « normalité » à ce qu'elles payent, au prix lourd de leur plaisir sacrifié, la venue de ce nouveau-né.

Être père ou mère nous renvoie inconsciemment à des d'images – trop d'images – dans lesquelles nous nous engouffrons. Des images qui nous piègent. Elles nous collent des schémas, des modèles qui nous freinent en notre capacité d'innover et de rebondir sur les événements de nos vies. Être père et mère, comme vivre en couple, cela s'invente, cela se crée au jour le jour. Avec des doutes, des incertitudes, des peurs de mal faire.

Personne ne sait et ne peut enseigner la bonne façon d'agir. Un enfant se trouvera mieux d'un parent qui essaye et parfois tâtonne que de celui qui campe sur ses certitudes, qui s'est installé sur un acquis de générations passées, un parent qui n'entend pas la singularité qui en ce petit bout d'homme déjà s'exprime.

Calquer sur un enfant un modèle d'éducation que j'ai moi-même reçu, qui de génération en génération se transmet sans doute aucun, c'est nier à cet enfant ce qui de moi et des autres le distingue. C'est ne pas être à l'écoute de ce dont lui a besoin.

De même, élever un enfant à contre-pied de ma propre éducation – que j'ai détestée – c'est l'affubler encore d'une référence qui ne prend pas en cause la différence entre lui et moi. C'est le supposer comme moi je suis, comme moi je réagis. C'est, sous couvert de l'épargner, lui faire subir, malgré moi, mon traumatisme.

Se libérer de la demande

Nous avons précédemment abordé la relation sociale, le lien amical. Nous avons vu le danger qu'on court à les confondre avec une demande faite à l'autre d'être mon miroir, et de légitimer mon mode d'être et de vivre.

On peut étendre cette condition à tous les liens familiaux, qu'ils soient filiaux ou parentaux. Ils ne fonctionnent pas, quel qu'en soit le sens, s'ils fonctionnent en miroir : « Je te demande, à toi mon parent, de me renvoyer l'image de l'adulte que je suis. Et je te demande, à toi mon enfant, de me refléter, par ton affection, par ce que tu es, la bonne image du parent que pour toi je m'efforce d'être. »

Ces demandes faites les uns aux autres sont à la source de nombre de nos attentes, de nombre de nos déceptions d'enfants – d'enfants devenus grands – toujours en butte à l'incompréhension de nos parents. Tandis que les parents, eux, assommeront leur progéniture du reproche de leur ingratitude.

Ces schémas-là sont sur un plan linéaire, ils vont et viennent d'un point à l'autre. Il y manque le troisième élément grâce auquel, au carrefour des trois anneaux, le désir surgit.

Ce troisième élément, ce troisième anneau qui nous lie l'autre et moi, qui lie le parent et l'enfant, c'est le vide. C'est ce vide qui fait que nous ne sommes pas comparables, que les êtres que nous sommes sont distincts. C'est ce vide qui sépare nos deux rives, ce vide que ne comblent pas nos références inconscientes.

Et c'est l'enjeu, et le jeu de la relation, que de tisser des ponts d'un bord à l'autre, d'oser des incursions en ce pays étrange qui me fait face. Dont jamais je n'explorerai la totalité, puisqu'il m'est impossible à moi-même de parcourir d'un bout à l'autre les contrées de mon imaginaire, l'infini de mon inconscient.

Aérées par ce vide, les images que les uns les autres nous nous renvoyons n'ont plus cet impact d'une vérité que nous leur conférons. Particulièrement dans les relations familiales, où la parole – s'il n'y a pas ce vide – résonne comme autant d'injonctions du Surmoi, ce tyran dont les jugements percutent si douloureusement.

Au-delà de ma relation privilégiée d'amour avec l'autre, ma vie est un entrelacs de relations professionnelles, sociales, familiales, où se projettent des images de moi, images que les autres me renvoient, auxquelles font écho celles dont moi-même j'affuble les autres. Il est possible de naviguer entre ces images, d'en prendre le meilleur, d'esquiver les plus terribles. Et c'est faisable si l'inconscient, vidé d'un passif malgré soi traîné comme un boulet, circule entre ces mots et ces images.

C'est lui qui ouvre les couloirs par lesquels, dans la réalité, je passe d'un rôle à l'autre, d'une responsabilité à l'autre, d'une image à une autre image. Il est possible de concilier tous ces aspects de sa vie, d'y engouffrer toutes ses passions. À condition de ne jamais se croire tout entier défini en l'une d'elles. À condition de ne pas assimiler ces aspects de nous-même à La Vérité.

L'amour, sans mode d'emploi

L'amour ne s'enferme pas dans une définition, car aucune ne saurait le contenir. Il est porté par chacun, il est nourri de l'autre, il crée la relation en même temps qu'il s'y modèle.

Ce qui est certain, c'est que l'amour ne survit pas aux fixités. De celles qu'au fil des pages nous avons abordées.

Un saut dans le vide

L'amour est dynamique, il n'est pas une armée qui prend d'assaut une forteresse et s'y installe définitivement, coupé du monde et replié sur son quant-à-soi. Ceci représente la relation en ce qu'elle a de plus passif, de plus sclérosant. De plus inquiet aussi. Un amour qui rechigne à se confronter à l'extérieur est un amour peu sûr de lui-même.

L'amour est un mouvement qui, d'abord, transporte les cœurs, soulève les émotions, emporte les corps.

Ces tempêtes s'imposent d'elles-mêmes. Ce sont les heures exaltantes et angoissées de l'attente, de l'incertitude, de la peur bravée, du bonheur de découvrir la réciprocité du sentiment.

Les débuts – en ce qu'ils nous émeuvent toujours longtemps après – sont l'expression même du lâcher-prise de notre conscience, pour une maîtrise, au bon sens du terme, de l'inconscient. Lâcher prise d'avec ce qu'on fait, ce qu'on dit – on se reproche toujours en ces premiers rendez-vous d'avoir trop parlé, ou d'avoir dit n'importe quoi. Lâcher prise d'avec ce que l'on pense : on ne sait plus rien, on est tiraillé d'élans contraires, on a peur, on a envie, et peut-être que l'autre non, et peut-être si quand même… C'est le chaos, une confusion explosive dont le premier baiser allumera la mèche.

C'est un moment où l'inconscient nous porte complètement : nos lapsus sont des aveux à l'autre de nos sentiments, nos actes manqués ne réussissent qu'à nous déclarer davantage. On fait des choses que l'on n'avait jamais pensé faire. D'ailleurs on ne pense plus, mais on agit quand même. Un élan – malgré soi – nous porte vers l'autre, quitte à bredouiller, quitte à s'empêtrer dans les maladresses.

En nos débuts de l'amour, nous ne jaugeons pas le ravin qui nous sépare de l'autre, nous n'évaluons pas les risques et nous y sautons à pieds joints. Et le désir nous donne des ailes, il nous porte comme en apesanteur. Nous fonçons à la rencontre de cet autre qui lui-même s'avance vers nous. La grande aventure commence…

Si nos fixités, si les empêcheurs de notre désir se sont déjà manifestés, rien de tout cela ne se passe. Et chacun reste obstinément sur sa rive, sans jamais voir que là, en face, il y a un pays nouveau à explorer… et des richesses humaines à « exploiter ».

Pourtant distincts l'un de l'autre, nous nous rencontrons. Au sens physique du terme nous nous « mélangeons ».

Mais s'il y a mélange des corps, confusion des sens, il n'y a pas confusion de son désir. Cette confusion dans laquelle je ne démêle pas ce que je veux de ce que veut l'autre. En cette rencontre de nos désirs, je sais que je veux l'autre. Et l'autre sait qu'il me veut.

Oublier les définitions

Savoir ce qu'est un homme, ce qu'est une femme, savoir comment ensemble ils fonctionnent, quels sont les trucs pour se comprendre, comment accéder à nos secrets… ce savoir-là, s'il nous était fourni, serait bien pratique.

Quand ces « vérités » – dont dégorgent les manuels de « savoir-faire et comment être » – nous sont apportées clé en main, il est terriblement tentant de les croire. Car même approximative, n'importe quelle réponse paraît préférable au mystère insondable de l'autre.

Et pourtant non, ce n'est pas préférable. Ces réponses toutes prêtes, à terme, s'élèvent comme un mur entre l'autre et moi. Ces réponses empêchent l'autre de se révéler en ce qu'il est unique, en ce pourquoi nous l'aimons… et le craignons parfois. Elles nous empêchent de trouver nos propres réponses, à l'autre et moi. Elles nous empêchent aussi de parler en notre nom propre : nous clamons plus facilement « les femmes » sont comme ceci, plutôt que « moi » je préfère cela. Nous est confortable l'idée d'être issus d'une même tribu aux caractéristiques évidentes. Et dans le même temps, cela ne nous convient pas. À d'infimes et nombreux détails nous découvrons notre différence, nous sentons en quoi personne ne peut parler à notre place. Mais nous n'osons pas toujours affirmer cette place-là.

Tout ce qui ressemble à « les hommes d'un côté, les femmes de l'autre » devrait être fui comme la peste.

Car la seule chose qui soit certaine, c'est notre différence. Une différence telle que les hommes et les femmes sont incomparables, qu'ils ne peuvent se juger à l'aune l'un de l'autre. Les enfermer dans des définitions, c'est vouloir pallier cette différence. Sans y parvenir. Quelque chose en nous, quelque chose chez l'autre, ne fonctionne pas comme c'est expliqué ou écrit là.

Cette différence est le champ d'action de l'amour. Cette différence se comble parfois, se comprend à l'occasion, ou pas du tout. D'elle jaillit le désir d'aller vers l'autre, au plus près de lui, d'elle vont naître l'attraction, la fascination, l'envie.

Refuser les places fixes

Si nous sommes assignés à des places fixes, la relation entre l'autre et moi ne peut souffrir qu'un plan linéaire. Comme dans le mythe d'Aristophane, on se retrouve, on s'emboîte l'un dans l'autre, et de deux nous ne formons plus qu'un. Cette structure est totalement figée, nulle différence ne l'aère et l'articule. Et rien ne doit venir la desceller.

Les enfants, par exemple, comment se nouent-ils à ce bloc compact qu'est devenu l'autre et moi ? Ils ne peuvent s'y inscrire qu'en s'y incluant, qu'en s'y engluant. Ils deviennent la chair de nos chairs. L'excroissance que sinon ils formeraient déséquilibrerait notre belle harmonie.

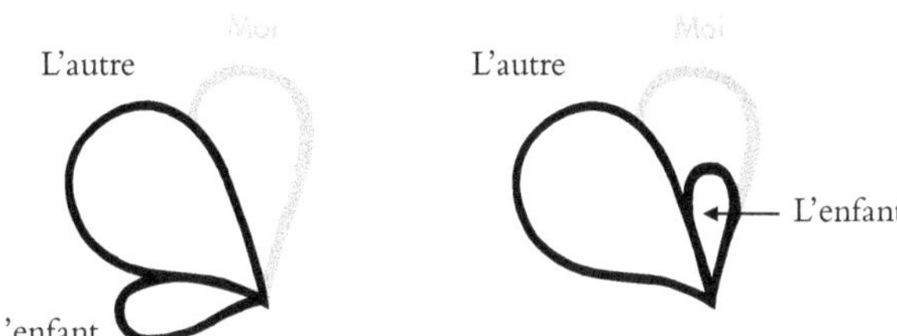

L'enfant alors n'a pas d'existence propre. Il est absorbé par moi, car s'il se targue d'autonomie, c'est notre « perfection » à l'autre et moi qui s'en trouve menacée.

Il n'y a pas de circulation du désir. Notre trio ne tient alors qu'à condition d'être entier, de ne pas se diviser d'envies qui certainement seraient différentes, qui nous décolleraient l'un de l'autre.

Toutes les définitions du couple – et que l'on trouve à tous les coins de rue et de lecture – sont à ranger du côté du mythe d'Aristophane. Ces définitions aspirent toujours à un Tout que l'autre doit compléter, où chacun, en son rôle, est assigné à la résidence du couple.

On ne peut empêcher que des grandes ou petites théories, à chaque époque, évaluent le couple, qu'elles en confirment la « tendance », qu'elles en définissent les paramètres et l'économie quotidienne. Mais il n'y est jamais question de soi. Ces théories sont une peinture, une photographie des apparences où personne, isolément, n'a sa place : elles ne contiennent pas le désir, elles ne révèlent pas les pulsions contradictoires qui en chacun s'agitent et compliquent les modalités – raisonnablement posées – de la vie à deux.

Or ces pulsions – inconscientes – agissent sur nous en permanence, et surgissent en maintes occasions. Elles sont le « carburant » de nos désirs, de notre créativité. Elles ne sont pas nos ennemies. Elles le deviennent si elles sont refoulées sans cesse parce qu'elles ne s'intégreront pas dans la norme de mes références parentales, de mon environnement culturel et social. À force de vouloir les remiser, ces pulsions, c'est de façon inopportune qu'elles se défoulent et brisent le moule, parfois de façon dramatique.

Beaucoup d'amours se cassent les dents (car l'amour est agressif, aussi) sur des schémas rassurants dans lesquels, pour plus de sécurité, nous nous glissons pour contenir cette agitation inconsciente.

Il est par exemple des coups de foudre bouleversants qui, pour assurer leur pérennité et reprendre le « contrôle » de la situation, s'engouffrent dans une définition idéale de ce que la relation devrait être. C'est alors qu'ils en tuent les élans fabuleux.

Il y a aussi les rencontres improbables : deux individus qui, évoluant dans des milieux différents, ayant des modes de vie a priori antagonistes, n'auraient jamais dû se croiser. Ceux-là, parfois, de crainte que leur différence les écrase, se dépêchent de la combler. L'un va se conformer aux traditions de l'autre, à son éducation. Si c'est par envie, par engouement, il n'y a pas de souci, encore moins d'échec assuré. Mais si c'est par sécurité – inconsciente – comme une assurance contractée pour ne pas se séparer, il est probable que le couple n'y résistera pas. Car ce ne sont plus alors deux désirs qui se rencontrent, mais l'un qui se rallie à l'autre, un désir qui se tait pour épouser ce qu'il suppose être la demande de l'autre.

Et voilà de nouveau le nœud borroméen réduit à une plate surface ; les deux envies (qui créent et inventent leur relation : le troisième rond) se transforment en une demande à laquelle une offre s'échinera à répondre. Sans y parvenir. Parce que l'autre n'est pas moi, et que je ne suis pas l'autre.

Le couple : un devenir permanent

Un couple ne doit pas s'installer sur ce qu'il est. Il ne peut fonctionner qu'en devenir. Ce qui est acquis toujours plombe un être, étouffe une relation. C'est ce qui est à venir qui au contraire l'anime et la dynamise.

Être en devenir, c'est être apte à profiter de l'instant. Un instant dont on ne jouit pleinement que si l'on sait y être seulement de passage. Parce que la vie nous agite, parce que demain est ailleurs.

Un couple se nourrit de ce qu'il a envie de faire, de ce qu'il ne connaît pas encore, de ce qu'il a à découvrir. Il ne se régale pas des certitudes d'un amour égal à lui-même, d'un partenaire au caractère déjà sondé, d'un demain pareil à aujourd'hui et d'un passé acquis. Un couple s'épanouit de ce qui le fait, encore, rechercher l'autre, et le surprendre, le rencontrer. Un couple se consolide non pas avec ce qu'il a déjà accompli, mais plutôt avec ce qu'il a encore à faire, avec ce qu'il a envie de faire, l'autre et moi ensemble.

Et cette envie-là n'est pas un cadeau du ciel dont certains se verraient généreusement dotés – ceux qui ont de la chance – et dont les autres seraient chichement fournis. Cette envie n'est nourrie que de soi, un soi libéré des lieux communs de la vie, un soi qui ose, qui ose ne pas savoir, qui ose essayer. Et cette envie-là rencontre forcément des envies qui – sans être identiques – sont mues de dynamismes qui se ressemblent.

De même que je retrouve en l'autre les freins qui sont les miens, je rencontre également chez lui les moteurs inconscients qui m'activent, les audaces qui guident ma vie. Il n'est pas besoin de se connaître – au sens réfléchi du terme – pour que les inconscients se reconnaissent, et dans leurs élans, et dans leurs travers. Des travers qui, en se rejoignant, peut-être se dépasseront ensemble. Car si se buter à son miroir empêche d'avancer, se voir peut aussi provoquer le choc qui brisera la glace, et permettre de traverser l'obstacle dont l'autre nous renvoie l'écho.

Cet exemple-là, de l'autre nous renvoyant à nos propres travers (il n'est rien qui nous ressemble tant que ce que l'on peut reprocher à l'autre) n'est pas à entendre comme un rapport obligé entre l'autre et moi. Car vous l'aurez compris, tout ce qui ressemble à du systématique est à bannir.

Ne pas confondre échange et conflit

Beaucoup de couples brandissent leurs conflits, leurs incompréhensions butées, comme une solidité, comme une assurance de dialogue, comme un passage obligé pour remettre en cause soi-même et l'autre. D'où l'expression, fort usitée, du « c'est difficile, mais ça nous oblige à nous questionner, à remettre les choses à plat. Ça nous fait avancer… ». Or ce qui est alors remis à plat, souvent, ce sont ces rigidités entre l'autre et moi auxquelles nous nous contentons de substituer d'autres rigidités. Et le couple s'accroche fermement au bastingage de ses conflits, la conscience tranquille de ces questions – toujours les mêmes – sans cesse posées.

Le quiproquo d'un tel couple peut durer toute la vie de celui-ci. Un quiproquo où les problèmes rencontrés, s'ils lui font croire qu'il est en mouvement, ne sont qu'un simulacre de déplacement autour d'un même fantasme : le fantasme d'un couple qui se réaliserait, qui – encore une fois – aboutirait quelque part, où sa stabilité et sa félicité seraient définitivement acquises. C'est en cela que l'expression « ça fait avancer » révèle toute son ambiguïté, car il s'agit bien d'arriver en un endroit, ce fameux lieu qui n'existe pas.

Ainsi, un couple peut se croire dynamique sous prétexte qu'il est sans cesse traversé de conflits, de revendications, de remises en question. Autant de crises récurrentes qui sont en général le fait d'un problème, toujours le même. Un problème qui concerne l'autre, et qui me concerne moi aussi, chacun isolément, et dont notre couple est devenu le terrain d'expression. Et ce problème se déguise sous « la faute de l'autre », qui ne fait pas ce qu'il faut, qui n'écoute pas ce que je dis, qui de toute façon ne me comprend pas…

Si chacun s'appropriait la part de responsabilité de ce conflit, s'il en creusait les fondements du côté de l'inconscient, il découvrirait les jouissances insoupçonnées de cet enfer quotidien, une jouissance qui s'inscrit dans l'histoire de chacun, quels qu'en soient les tenants et aboutissants. Cette jouissance inconsciente nous empêche de résoudre concrètement nos conflits, elle empêche de se dépêtrer l'un de l'autre et de parfois, tout simplement, se séparer. Nous ne manquons pas d'exemples de ces couples qui ont vécu toute une vie dans une persécution réciproque. Ceux-là, nulle intelligence n'a pu modifier leur rapport, et tout justifiait à leurs yeux qu'ils ne puissent se quitter, pour des raisons plus absurdes les unes que les autres.

Encore une démonstration d'un inconscient qui indéniablement prend le pas sur la réflexion, et qui mène la danse. Au détriment d'une réalité heureuse.

Rayons donc comme « rassurantes » ou « normales » ces oppositions fréquentes, ces prises de bec permanentes qui nous prouvent que nous sommes bien vivants, et différents. Il y a d'autres façons d'assumer cette différence. L'affronter sans cesse sur ce mode hostile signe plutôt son refus. Brandir sa singularité et la cogner à l'autre n'est pas ce qui, le plus sûrement, tisse un dialogue, puisqu'au contraire je ne m'affirme qu'aux dépens de l'autre. Le conflit n'est pas une composante indispensable du couple. Il n'est pas non plus à fuir absolument, il n'est pas non plus l'expression sans appel d'un problème dont l'autre et moi ne nous sortirons pas. Mais il faut se rappeler qu'être différent ne signifie pas être contre, mais situé en des perspectives distinctes. Et ces perspectives peuvent se raconter, se partager. Elles n'ont pas lieu de s'opposer.

Les épreuves de la vie

L'existence, cela commence à se savoir, n'est pas un long fleuve tranquille. Si les événements extérieurs ne nous ménagent pas, nos débats intérieurs également nous chahutent.

Vivre la souffrance

Le bonheur existe, il se rencontre, il se découvre à chaque fois que nous l'éprouvons. Il n'est pas un état permanent où béatement je vivrais les événements sans ombre aucune. Un amour épanoui ne m'épargnera pas les soucis d'un fournisseur qui, par exemple, ne payant pas sa facture, met ma comptabilité en péril. Mais il m'empêchera – à moins que ces tracas ne soient le fourre-tout d'autres problèmes plus intimes et plus complexes – de m'en gâcher la vie. Elle sera contrariée par ce retard, elle n'en sera pas tétanisée. Et l'autre est là, que j'aime.

Il faut distinguer les conflits inconscients des épreuves de la vie. Car nul n'a le pouvoir de nous soustraire de ces épreuves. Pas même l'autre qui nous aime. Il nous accompagnera, nous soulagera, partagera nos soucis. Mais rien ne peut prémunir quiconque de la tristesse d'un deuil. Il est des incertitudes matérielles qui sont préoccupantes, et dont il faut d'ailleurs se préoccuper. Dans tout cela le couple est bringuebalé. Il s'en trouve quelquefois consolidé, d'autres fois fragilisé.

L'autre n'est pas le recours à tout, il n'a pas toutes les réponses. Il ne doit pas être considéré comme un rempart contre la souffrance. Car cette fonction-là, nul ne peut y satisfaire.

Et ma douleur, je la vis à ma façon. Façon qui peut être totalement étrangère à celle de l'autre. Certaines douleurs par exemple revendiquent le besoin de s'assumer seul. Et la différence se loge, là aussi, entre l'autre et moi. L'un aura besoin de pleurer, de parler, encore et plus. L'autre voudra oublier, tourner la page, enfermer son mal quelque part en lui et l'apprivoiser à sa façon.

L'autre et moi, c'est aussi accepter l'immensité qui parfois nous sépare. C'est pourquoi je prends l'exemple de la douleur. Comme les jouissances, les douleurs ne se comparent pas, elles ne s'évaluent pas, elles n'ont pas de critères. Les douleurs se vivent dans la tête, dans le corps, elles résonnent en l'inconscient. Elles circulent dans le nœud borroméen, au nouage parfois insupportable, trop serré. Mais le dynamisme de la structure permettra de desserrer l'étreinte, et que les souffrances s'apaisent, que le bonheur réapparaisse. Différemment d'avant.

Quand l'autre et moi sommes noués du troisième cercle du couple à la manière du borroméen – c'est-à-dire sans aliénation –, ces agressions de l'extérieur, si elles nous secouent, ne nous délieront pas.

Dans le cas où, comme nous l'avons vu, l'un a perdu un parent, l'autre - qu'il en ait partagé ou non l'intimité - répercutera différemment son chagrin. Et celui qui souffre peut s'isoler en sa douleur, et l'autre se mettre en retrait. Car on est possesseur de sa douleur, elle ne se partage pas. Si l'autre souffre et que moi, impuissant, je suis à ses côtés, il pourra en être ainsi : L'autre est gorgé de chagrin, le couple et moi sommes tout petits à côté de lui. Mais nous existons, et la structure tient. Elle tient par trois. Et elle est nouée, même si ses proportions ont changé.

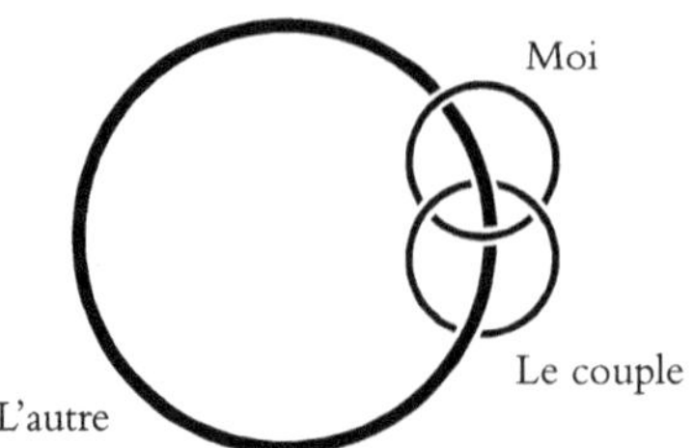

Tandis que si mon couple tient sur la mode de la moitié retrouvée, du bloc reconstitué...

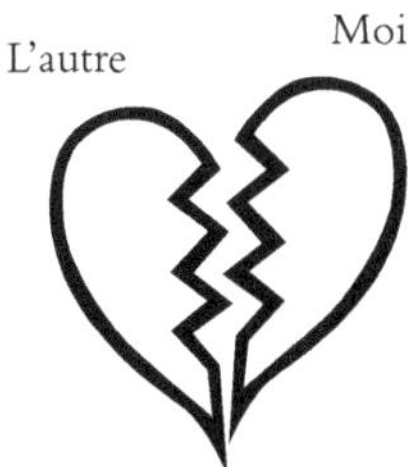

...en ce cas « l'accident », qu'offre la vie en ses mauvaises surprises, sera comme une brisure sur la ligne de cette union soigneusement mise en place. Les deux blocs seront fissurés, à nouveau séparés par cette souffrance inopportune qui bouleversera des places établies.

Car la souffrance ne s'anticipe pas, même quand elle est prévisible. La perte d'un être cher, même si l'âge la rendait probable ou la maladie fatale, cette perte-là ne se prépare aucunement. Elle apparaît forcément dans toute sa brutalité. Je peux imaginer mes réactions, je peux supposer ma douleur. Elle sera de toute façon autre. Elle me rattrapera là où je ne l'attendais pas, elle me désertera là où je la croyais incontournable.

Et si elle est une surprise pour moi, elle en sera forcément une dans ma relation avec l'autre. Et lorsqu'elle fait irruption dans une structure figée, dans un rapport linéaire entre l'autre et moi, alors elle casse la ligne, alors elle brise le lien. Quelquefois pour qu'il se recrée, et cette fois à la façon du borroméen.

Il est des épreuves qui brisent une façon bancale de fonctionner entre l'autre et moi, et qui ouvrent la perspective de la différence. On ne pensait pas que l'on réagirait comme cela, soi-même, mais on imaginait encore moins que l'autre ferait face ainsi. On lui avait collé un comportement, une personnalité qui était celle-ci, et donc une réaction qui devait être celle-là. Et elle est autre, elle est à des lieues de ce que l'on pouvait supposer, voire quelquefois totalement opposée : il ne parlait pas, je le lui reprochais. Et là, c'est lui qui trouve les mots justes, c'est lui qui me les dit. Des mots qui, sans nier la souffrance, la soulagent, ou me la permettent, simplement.

Cet inattendu fait figure de rupture. Je romps d'avec un autre que je croyais tel, qui était définitivement étiqueté. Et je découvre un autre, qui m'intéresse. Qui m'intéresse bien plus que celui que j'avais – sans le savoir – rangé dans un coin de ma vie, et dont je n'avais plus la curiosité.

Même en cette perspective du chagrin, aucun automatisme n'est valable. La souffrance offre encore des occasions de voir voler en éclats tous les standards qui confortent notre conception du couple, de l'autre et moi.

L'épreuve du quotidien

Mais sans aller jusqu'à ces souffrances précédemment évoquées, comme celles du deuil, le nouage de notre quotidien est plein de coinçages.

Il convient de faire la différence, avant d'en être débordé, entre mes propres conflits qui rejaillissent à l'extérieur et les problèmes qui à l'occasion ternissent ma vie.

Car des problèmes, il y en a toujours. Le collègue qui n'accomplit pas ses tâches comme il faut, les enfants qui ne sont pas sages à l'école, le temps qu'il fait, les projets retardés, la grève qui nous cloue dans les bouchons, le pouvoir d'achat qui n'augmente pas selon nos souhaits… Il y a de petits tracas, et de grosses « emmerdes » qui nous tombent dessus. Et qui quelquefois noircissent nos humeurs.

Vivre avec l'autre, c'est aussi se permettre ces « couleurs » différentes. C'est ne pas invoquer toujours une disponibilité que l'on n'a pas à tout moment.

Un problème, quand il est extérieur, se traverse, il se dépasse. Il faut quelquefois du temps, il peut « pourrir » la vie sérieusement, mais il a une issue. Et de ce problème je me remets.

Quand le problème est par soi porté, quand ses sources sont en notre histoire et dans l'inconscient de celle-ci, quand l'extérieur devient l'écran sur lequel on le projette, c'est plus grave. Car c'est l'autre et moi qui alors sommes en péril.

Autant il faut se permettre à soi, et accorder à l'autre, l'emprise de problèmes qui dans la réalité ont à se régler, et dont le dénouement nous préoccupe, autant le refuge – répété – de ces mêmes problèmes pour justifier une indisponibilité récurrente devient à terme un piège qui rend toute communication impossible.

Car c'est encore du désir qui se cache derrière ces alibis, du désir qui de part et d'autre n'ose pas s'affirmer, n'ose pas se frayer un chemin et faire entendre sa voix dans le tumulte des « contingences » et des contraintes obligées.

Le désir, comme une serpe, taille des voies, il ouvre des passages dans la forêt touffue – d'où quelquefois on ne perçoit plus aucune lumière – de nos obligations, de nos impératifs, de ce qu'on nous a dit, de ce que l'on croyait, et de ce qu'il faut faire, de ce qu'il faut éviter... Être « victime » des contraintes extérieures, c'est s'être laissé happer par cette végétation galopante. C'est ne pas avoir empoigné l'arme de son désir – parce qu'il semblait plus facile de s'en remettre aux rythmes imposés – c'est ne pas s'être exprimé en qualité de « je » dans la cacophonie des « il faut que ». Le désir demande à être porté, il demande à être par soi assumé. C'est de là qu'il ouvre ensuite tous les accès, c'est par cet « effort » – qui est celui de mon courage – que les difficultés s'aplanissent devant moi. Et sans que j'y sacrifie l'autre, ni mes ambitions.

Vouloir sa vie avec l'autre comme un cocon protégé de toute la laideur extérieure, c'est le scléroser dans une utopie : c'est-à-dire un État totalitaire replié sur lui, fermé à l'étranger.

C'est au contraire dans une ouverture, où mon désir s'exprime, ainsi que le désir de l'autre, où les contraintes s'assument, que les havres de paix sont possibles. Ils sont possibles car ce ne sont pas des lieux menacés par des ombres que je nie, qui inconsciemment m'obsèdent. Ce seront des moments pleinement choisis, pleinement vécus, et qui justifient largement les prouesses parfois exigées d'une vie.

Le courage de s'impliquer

Cet incessant retour au désir, sur lequel nous insistons au fil de ces pages, pourrait être entendu comme une démarche très égoïste : je m'occupe de ce que je veux, moi, et l'autre doit s'y plier.

Ce n'est pas cela.

Le désir a sa propre route

Ce désir comme nouage entre conscient, corps et inconscient, est un mouvement, un élan, un tourbillon aux buts beaucoup plus souples qu'une politique de couple rigoureusement appliquée. Ce désir, mon désir en face de l'autre, c'est celui qui dit : « Je te veux, toi, je veux t'aimer. Je n'attendrai pas que tu m'assures de ton attachement pour oser confirmer le mien. » C'est un « je t'aime » qui n'attend pas le « je t'aime » d'en face pour s'affirmer (que ces mots soient ou non énoncés : les paroles et les façons d'exprimer une affection ensuite appartiennent à chacun).

Le désir est un élan inconscient qui n'attend pas d'être poussé par l'autre, c'est un élan qui s'assume dans la réalité. Et qui de sa force fait tomber les peurs et les réticences.

Ce désir n'est pas : « Je veux que les choses soient comme ci, que tu déjeunes chez mes parents, que tu t'habilles en rouge, que tu me cuisines un rôti… » Non. Ces exigences-là, en leur excès, sont effectivement de l'ordre de l'égoïsme. Ce n'est pas du désir mais une dictature ménagère – comme il en existe.

Le désir est désir de l'autre, désir d'aimer l'autre. Désir d'être aimé par lui. Et c'est de ce point de départ qu'un amour s'aménage et s'installe dans la réalité. C'est un « je te veux », mais à la façon qui sera la « nôtre ».

Le désir n'a pas besoin de parcours balisé. Il a l'énergie nécessaire pour tracer sa propre route.

Ce désir, quand il est porté par soi et qu'il tend vers un autre, n'est pas une exigence faite à l'autre. Car il est des amours aux demandes sans fond, des amours broyeuses d'exigences. Et sous couvert de « partage », il suffit de soulever le couvercle de leurs bonnes intentions pour découvrir la tyrannie qu'elles imposent. Tous les : « C'est pour ton bien que je le fais, c'est pour toi que je dis ça » ou « Tu n'es pas assez gentille, affectueuse, j'ai besoin que tu me prouves davantage ton amour », les « Tu ne parles jamais, je ne sais pas ce que tu penses » (à traduire : « Tu ne me dis pas ce que je veux entendre » ; ce n'est pas la parole de l'autre qui est là réclamée). Tous les : « Dis-moi comment tu me vois, c'est important ce que tu penses de moi », dont les réponses en général ne font jamais complètement plaisir. Car c'est une parole très précise qui est quémandée, une parole que celui qui va parler a peu de chance de deviner. Et si c'est miraculeusement le cas, il risque de ne pas y mettre l'intention souhaitée par le demandeur.

De faux dialogues

Ces mini-dialogues, sous couvert d'échanges, ne sont que narcissisme. Car l'autre doit être le miroir qui me renverra le reflet le plus flatteur de moi-même, l'image à laquelle je crois. Et si je juge que l'autre ne dit pas ou ne fait pas ce qu'il faut, c'est parce que je n'y incarne pas le rôle que j'estime – inconsciemment – être le mien.

Il en est ainsi de tas de discussions, des conversations à bâtons rompus entre l'autre et moi, autant de monologues qui se croisent, mais ne se rencontrent pas. Attendre, réclamer de l'autre qu'il ait une position d'où je pourrai repérer la mienne, c'est lui incomber une mission dont un amour n'a pas à s'encombrer. C'est le rendre responsable de moi, c'est remettre le couple entre ses mains. Et si ça ne marche pas, c'est parce que l'autre ne comprend rien. Encore une occasion de se dédouaner de sa vie, de la part active qui est la sienne. Y compris dans l'échec.

Il est des remises en cause, entre l'autre et moi, qui fondamentalement ne changent rien à notre rapport, car elles ne sont que des suppliques déguisées.

Dès qu'un conflit est abordé sur le mode du « Il faudrait que tu sois comme ceci, que tu me dises cela… », dès que le problème est appréhendé par soi sous la perspective de quelque chose à modifier chez l'autre, il y a un hic. Ce n'est pas du désir qui parle, du désir au sens dynamique, au sens du : Ça ne va pas, qu'est-ce que je veux ? Qu'est-ce que l'autre veut, lui ? C'est plutôt : « Moi je n'y suis pour rien, mais je n'y suis pas bien. À toi de faire ce qu'il faut pour combler mes frustrations. » Sous couvert de notre « nous deux », sous couvert du « c'est pour ton bien », l'autre est là pour moi, il doit être tel que je le conçois, et obéir à Mon idée du couple.

Mettre un problème sur le tapis, c'est d'abord s'impliquer, soi. Non pas en se posant comme coupable – ce qui est encore une façon d'empêcher le dialogue, ce n'est que l'autre versant de la victime systématique – mais en interrogeant ses propres intentions, ses exigences. Et de là écouter celles de l'autre.

Les impasses de la relation entre l'autre et moi ne sont pas du fait de l'impossible adéquation de deux désirs différents. Un désir est souple, actif, il circule dans le nouage borroméen, il passe les croisements, les entrelacs, il sait s'adapter. Il est même étonnamment adaptable. Les impasses sont du côté de l'exigence faite à l'autre d'être comme je veux qu'il soit, comme je crois qu'il est, pour ce que je pense être moi. Cette démarche peut avoir les apparences des meilleures intentions : « C'est pour nous que je le fais, c'est pour toi que je dis ça… » Oui, mais l'autre, est-ce que je l'ai seulement écouté ? Est-ce que je l'ai laissé s'exprimer au-delà de ce qu'il devait dire ou faire, à mon sens ?

Il est alors fréquent que l'autre, sollicité, s'enferme dans un mutisme. Auquel on incombe ensuite toutes les responsabilités de ce qui ne va pas : « Si tu parlais, je saurais. Ça irait mieux. Je ne serais plus seul à essayer de sauver les meubles. » Mais l'autre ne parle pas car il est inconsciemment ligoté dans son expression. Il sait que, quoi qu'il dise, ce ne sera pas ça. Il ne sera pas écouté. Sa parole n'est invoquée que pour exprimer ce que l'autre veut entendre. Et cela se bute à un « ça ne sert à rien » qui gronde quelque part dans sa tête. Et c'est vrai qu'en ce cas cela ne sert à rien.

Et s'il y a conversation – sans qu'elle soit un dialogue – elle fonctionne ainsi : chacun jette à la tête de l'autre ce qu'il faudrait qu'il fasse pour que les choses soient autrement, pour que le couple soit ce qu'il faut. Deux perspectives qui s'opposent et ne peuvent pas se rencontrer, puisqu'elles ne s'écoutent pas l'une l'autre.

Être sujet, exister en qualité de « je », ce n'est pas cantonner une relation à ce qu'elle doit être selon mon idée. C'est en permettre au contraire tous les aménagements, les surprises, les changements de cap ou d'exigences. Car ce qui agit en priorité, c'est : je te veux toi, c'est toi qui m'intéresses. Et ce « toi » est mouvant, l'autre est changeant, et je varie au gré des événements, ma personnalité jamais ne s'inscrira sur des rails parfaitement définis, aux arrêts obligés.

L'autre et moi, une histoire en devenir

Notre relation à l'autre et moi est en devenir, à chaque instant de notre vie. C'est au devenir qu'elle carbure, et non pas à l'acquis. Poussé(e) par mon désir, je n'arrête pas moi-même de devenir. Et l'autre aussi devient toujours.

Devenir vivant

Il suffit de se retourner sur les années passées : on a toujours visé un but. Mais a-t-on jamais eu le sentiment d'être arrivé quelque part ? On a atteint des objectifs, qui ont laissé la place à d'autres intentions. Le baccalauréat par exemple : il est, pour la scolarité du second cycle, l'épreuve suprême, le passeport pour sa vie d'adulte. Une fois ce passeport en main, tout reste à faire : définir une orientation, s'y essayer, se réorienter, passer d'autres examens. Et plusieurs tours et détours plus tard, ou après une superbe ligne droite, on se retrouve à un endroit… d'où tout est encore à faire, ou d'autres enjeux s'imposent et d'autres défis se relèvent.

C'est le devenir qui nous fait vivant. C'est à cause de lui qu'enfermer l'autre, s'enfermer soi et la relation dans des définitions est illusoire. Illusoire et handicapant.

L'être regorge d'inventions, d'aptitudes à créer sa propre vie. Guidé par son désir, il déborde d'énergie. Le remiser, ce désir, vouloir absolument s'inscrire dans une définition d'homme, de femme, de parent, de couple, de professionnel, vouloir à tout prix s'engager sur ces autoroutes toutes tracées par ce que l'on en dit, ce qu'il est bon de faire, c'est cette énergie – immense – dépensée à se conformer à ce qu'il faut être, qui nous épuise, qui nous rend peureux et insatisfaits, amers.

S'il paraît tellement plus facile – en nos conflits psychiques, en nos réticences inconscientes – d'être ce qu'il faut être, cela demande dans la pratique une vigilance permanente, au sens astreignant du terme. Pas de cette vigilance qui empêche de se reposer sur les lauriers de l'acquis, mais de cette vigilance qui empêche de se laisser aller à être, simplement, à être heureux à sa façon, au risque de déborder du cadre dans lequel je m'efforce de rester.

La vigilance qu'exige la relation n'est que celle de ne pas croire aux définitions, mais de les créer soi-même, et de les recréer encore. Personne d'autre que moi ne peut être porteur de ma vie, de mes envies.

Ni l'autre, ni un quelconque manuel qui me décrirait dans mes grandes lignes.

Si les uns et les autres nous avons des caractéristiques communes, des mêmes élans et des travers qui se ressemblent, je n'existe, l'autre n'existe, qu'en ce nouage de corps, d'esprit et d'inconscient.

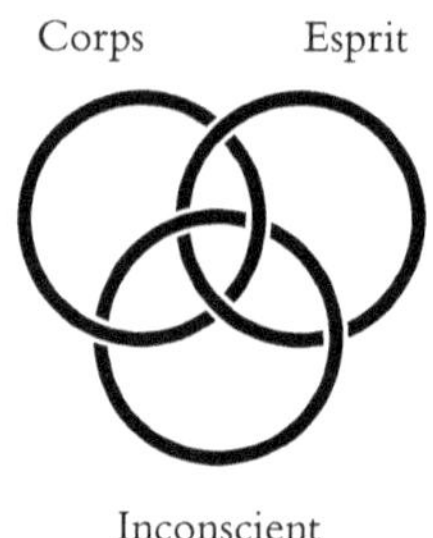

Ces « Qui suis-je ? », et « Comment se sentir mieux ? » proposés par tant d'ouvrages, sont du côté de l'esprit, du côté de la pensée, de la réflexion. Et ne servent à rien.

Le corps, déjà, échappe aux définitions. Je peux le modeler – à peu près – à une image, mais il m'échappe en ses manifestations de plaisir, de dégoût, en sa maladie aussi. Et je n'en programme pas davantage la jouissance.

Quant à l'inconscient, nul ne l'attrape, nul ne le découvre. Il est autonome, il est dynamique, il n'est pas établi une bonne fois pour toutes les premières années de notre vie. Il m'agit et m'agite sans cesse. Il est ma vie. Ma vie d'humain.

La liberté du désir

Quelles définitions pourraient alors contenir, pour tous, le carrefour de ces trois zones, le cœur du borroméen où circule et agit le désir ?

Embrasser les définitions du « comment être » et « comment vivre », c'est vouloir gérer sa vie du côté de l'esprit, n'être que du côté du « je pense donc je suis ». Mais suis-je bien toujours celui qui pense ? Suis-je certain que c'est bien ma pensée qui me fait être ? Ne suis-je pas aussi le produit d'une époque, d'une civilisation, d'une société et de son lot de pensées communes ?

Et mon corps, dans cette vie que je voudrais me penser, pourquoi regimbe-t-il soudain ? Pourquoi rechigne-t-il, parfois, au plaisir ? Pourquoi grossit-il ? Pourquoi se laisse-t-il envahir par ces boutons qui me démangent et me dérangent, et dont la présence, même pour le dermatologue, reste mystérieuse ?

C'est au carrefour du corps, de l'esprit et de l'inconscient que se loge ma liberté. Ma liberté d'aimer et d'inventer ma vie avec l'autre, car nul ne peut maîtriser mon désir, nul ne peut savoir à ma place ce qui me convient, ce qui me rend heureux. Cette liberté est celle de ne pouvoir être tout entier contenu dans seulement l'une ou l'autre de ces trois zones, et de pouvoir composer avec les contraintes que chacune impose : il y a les lois du côté de l'esprit, la fragilité d'un corps, ses capacités limitées, son vieillissement, un inconscient qui nous échappe et nous manipule. Mais si le corps, l'esprit et l'inconscient sont noués ensemble, du désir en surgit qui louvoie entre ces obstacles, et compose avec, et n'en est pas annulé.

Cette liberté, ce désir sont ce qui nous arme pour affronter le quotidien, la routine, les vieux schémas qui nous collent à la peau, les regards et les jugements d'autrui. Ils permettent de circuler entre l'être et l'apparence, entre la croyance et l'impulsion. Ils permettent de n'être assujettis à aucune méthode qui me garantirait de ce que je suis, de ce que je deviendrai.

Conclusion

L'autre et moi est une relation, pourrait-on dire, incontournable. Même si je m'y cogne, même si je la rate, je noue cette relation à tous les instants de ma vie.

Sans l'autre, je ne sais pas que je suis

L'autre et moi ce n'est pas uniquement – ce dont nous avons traité particulièrement – la relation amoureuse, le couple (qu'il soit ou non marital, vivant ou non sous le même toit). L'autre et moi c'est ce qui me fait être, devenir. C'est ce à quoi je me confronte toujours, même dans ma plus grande solitude.

Car dans la solitude, le sentiment est celui d'un autre qui est absent : un ami, un amant, un confident. Je suis seul(e) de ne pas être avec cet autre. C'est cet autre, en ce qu'il manque (même s'il est imaginaire), qui me fait seul(e).

Nous sommes toujours définis par un autre. Si je suis seul(e), si l'autre n'existe pas (au sens absolu du terme, c'est-à-dire si je suis seul au monde), je n'ai pas de consistance. Je n'ai pas d'existence. Le 1 n'existe qu'à partir de 2. Isolé en son chiffre, si le 1 n'est pas inscrit dans une série, s'il n'est pas suivi d'un chiffre différent qui lui-même engendre un autre chiffre, le 1 ne représente rien. C'est le 2 qui crée le 1. Car le 1, coupé du chiffre qui le suit, est une parfaite abstraction. Et s'il y a le 1 et le 2, de les ajouter crée le 3. Et de là toutes les combinaisons sont possibles. S'ouvre le bal des chiffres en leur infinitude.

Il en est de même pour l'autre et moi.

Non pas que j'existe *grâce* à cet autre, que je lui doive mon existence : en ce cas nous serions des cercles l'un à l'autre accrochés. Mais j'existe d'être différent(e) de cet autre. Il y a un autre qui n'est pas moi. Et qui par là confirme que j'existe comme entité distincte, que j'existe comme sujet différent de lui.

L'émergence du « je » chez l'enfant se constitue en cette première différence : il s'aperçoit que le sein qui le nourrit (ou le biberon) ne fait pas partie de lui, qu'il appartient à un autre, et que cet autre et lui ne sont pas une seule et même consistance. Il commence à exister en se découvrant en face d'une autre existence.

S'il n'y a pas d'autre, je ne sais pas que je suis.

Inventer l'amour

Ce n'est pas pour autant que, dans la réalité, l'autre a la charge de me définir. Il n'a charge de rien.

C'est de notre différence entre l'autre et moi que surgiront les questions, mais aussi des réponses, et des envies, des appétits, des curiosités. Des peurs aussi. C'est cette différence que nous voulons nier, que nous cherchons à combler en nous engouffrant dans ces définitions qui nous contiendraient tous : les hommes, les femmes, le couple.

En cette différence, nul(le) ne peut être sûr(e) de ce qu'il adviendra de la relation entre l'autre et moi, de ce qu'il adviendra de notre amour. Et à partir de cette incertitude, tous les scénarios sont possibles, et réalisables.

Y compris celui d'un grand amour, l'amour de toute une vie. Une vie qui n'aura pas attendu qu'on la lui raconte pour se vivre et s'inventer.

www.ingramcontent.com/pod-product-compliance
Lightning Source LLC
Chambersburg PA
CBHW061002280326
41935CB00009B/808